除身體的濕

趕走脾胃病、皮膚病、慢性病、三高病

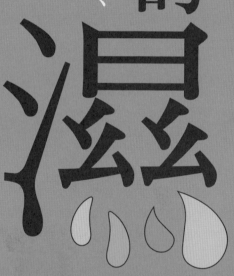

第一章 濕氣重是現代人的通病

①90%以上的人，曾因濕邪致病 14
◎濕氣有內外之別，太過就成邪 16
*健康檢測站—「多濕」、「多燥」 18
◎氣候變天了，關節可別變天 19
◎濕邪與外邪勾結，病症多變難治 21
②你被濕邪入侵了嗎？要注意四個身體訊號 24
◎伸伸舌頭，濕氣多少一看便知 24
◎四個身體警訊，暴露濕氣過重 27
③北方也多濕，千萬別輕忽 30
一、飲酒習慣導致體內濕熱 31
*飲酒防濕小妙招 31
二、冷飲解暑反致濕氣不出 32
三、高油高脂高糖容易積濕 32
四、運動少濕氣排不出 32
五、精神緊張增加代謝負荷 32
④濕邪體質，胖瘦有關係 34
*養陰清熱小妙招 36

第二章 調好肺、脾、腎，濕邪就無路可進

①築好脾這座「堤防」，濕氣不泛濫 38
◎脾運化水濕的兩大輸送功能 39
◎如何保養我們的脾呢？ 39
*吞津法 40

②「中年發福」，脾胃弱惹的禍 42
◎脾胃功能減弱三大原因 42
一、牙齒的咀嚼能力減弱 43
二、消化酶的減少 43
三、胃腸蠕動力不足 43
＊健康檢測站「脾虛」 44
◎山楂化食散——強化胃腸蠕動 45
＊山楂化食散的做法 45
◎三蒸大棗——健脾又養血 46
＊三蒸大棗的做法 46
③氣機上順下暢，脾胃不壅塞 49
◎脾胃是人體氣機中軸 50
◎經常摩腹——氣機調和胃腸好 51
＊摩腹法 52
④肺好，水道運行才暢通 54
◎肺嬌易傷，怕寒怕冷 56
◎喝碗蔥白生薑湯，消寒祛涼 57
＊蔥白生薑湯做法 58
⑤腎陽充足，水濕才能動起來 59
◎金匱腎氣丸——補腎陽的代表方 61
◎冬天一碗羊肉湯，溫補腎陽 63
＊當歸生薑羊肉湯的做法 64

第三章 八個家庭祛濕方，讓你輕鬆得健康

①薏苡仁，除濕、健脾、補肺妙用多 68
◎薏苡仁妙用多，生、炒各不同 69
＊黃芪薏苡仁飲的做法 71

②**赤小豆，利水、消腫、可食療 72**
◎「赤小豆」非紅豆，藥用歷史久 73
＊赤小豆粥的做法 74
③**醋泡生薑，能解打嗝、不消化 77**
◎吃薑有學問，早吃晚吃差很大 78
＊醋泡生薑的做法 80
④**冬瓜，消暑濕、治水腫、老少宜 81**
＊荷葉煲冬瓜的做法 81
◎或炒或醃或鹹食，從皮到子各有千秋 82
⑤**參苓白朮散，養氣育神藥力久 84**
＊參苓白朮散組方 85
◎小劑量、棗水送服更有效 86
＊參苓白朮丸服用法 87
◎能改善腫瘤患者的放化療副作用 87
＊扁豆蓮子薏苡仁粥的做法 88
⑥**夏季去濕，荷葉綠豆、三仁粥都好用 90**
◎長夏伏天，是養脾胃、祛濕邪的時節 90
◎荷葉綠豆飲，解暑又醒脾 92
＊荷葉綠豆飲的做法 93
◎雨水多的日子，要喝三仁粥 94
＊三仁湯組方 96
＊三仁粥的做法 97
⑦**藿香正氣散，祛除濕邪千年良方 98**
◎藿香正氣散，專治寒濕感冒 100
◎「正氣水」、「軟膠囊」，該用哪味？ 101
⑧**艾葉，除寒濕的「純陽之品」 104**

◎泡腳除濕，還可溫經絡 105
＊艾葉浴足方 106
◎艾灸驅寒邪，也可治急症 107

第四章 九大常見疾病的自我調治法

①吃藥胃疼，不吃藥頭疼，該怎麼辦呢？ 112
◎痰濕、痰濁，各有病因 113
＊三仁茶服用法 114
◎每天梳梳頭，健腦又提神 115
②熄滅嘴唇、舌頭上的「火山」 117
◎半夏瀉心湯，清利濕熱養脾胃 118
◎粗茶淡飯，神清氣爽最養生 119
◎涼拌馬齒莧，食療小偏方 121
＊涼拌馬齒莧的做法 122
③皮膚病，其實是身體在排濕 123
◎濕疹急性發作，可用蘆薈止癢 124
＊蘆薈止癢方 125
◎去「痘」養顏，內外齊下 127
◎預防痤瘡，從日常生活開始 129
◎什麼是「發物」？ 130
◎治足癬，請用蛇床子劑洗腳 130
＊痱子粉輔助療法 133
＊蛇床子劑 133
④腹瀉，脾濕止瀉要平和 135
＊健康檢測站：「濕在脾」、「濕在胃」 136
◎茯苓＋白朮，健脾止瀉 137
＊茯苓白朮茶的服用法 137
◎益脾餅，為孩子健壯脾胃 139
＊益脾餅的做法 141

⑤清除便祕，是「乾」是「濕」大不同 142
◎治好慈禧便秘的「萊菔子」 144
＊萊菔散的服用法 144
◎老年便祕，三個特效食療方 146
＊麻仁蘇子粥 147
＊芝麻蜂蜜飲 147
＊草決明茶 147

⑥痰多、咳嗽，肺與大腸相表裡 149
◎三子養親湯，老人保健祛痰飲 150
＊三子養親湯的服用法 151
◎二子二仁湯，理氣又化痰 153
＊二子二仁湯的服用法 153
◎陳皮薏仁飲，止嗽助消化 154
＊陳皮薏仁飲的服用法 155
＊關於「痰」的名詞演繹 156

⑦失眠，找對病機不吃藥也可以 157
◎喝酒、生活不規律，易傷脾胃 158
◎濕阻中焦，茯苓大棗可安眠 159
＊茯苓大棗粥的做法 160

⑧為什麼會肥胖?其實是脾虛濕重 161
◎胃口好，不代表脾的運化好 162
◎自體「減肥」，五穴位讓你瘦下來 163
＊尋找穴位隨身量 165
◎掌握三原則，體重就能不反彈 166

⑨婦科疾病，「帶脈」健康很重要 169
◎月經與帶下，是女性獨有的排毒通道 171
◎解鬱、少冷飲，身心都健康 172

第五章 慢性病調理法，三分治病七分養

①治眩暈，「升清降濁」氣機才能好 176
◎濕困三焦，就用三仁湯 177
◎血壓太低，就喝生脈飲 177
◎血壓高者，菊花枸杞降火氣 178
＊菊花枸杞茶的做法 179
②治胃病，身、心要雙管齊下 180
◎清熱化濕，治本不能急 181
＊胃潰瘍散劑的服用法 182
◎胃病不難治，飲食習慣為首要 182
◎怎麼吃？中醫有撇步 183
◎飯後不用腦，放鬆胃就好 185
◎熬點陳皮粥，把胃口打開 186
＊陳皮粥的做法 187
③脂肪肝，治肝膽不可失脾胃 189
＊健康檢測站：「肝膽濕熱的常見症狀」 190
◎茵陳大棗湯，肝膽濕熱的代表方 191
＊茵陳大棗湯的服用法 193
◎「天麻」，緩解肩背緊張好放鬆 194
＊健康檢測站：「精神緊張的表現」 195
＊涼拌天麻的做法 196
④膽結石，膽汁排泄通暢不沉積 198
◎老年患者，化濕排石不宜峻攻 199
◎養膽護膽，需守三項生活守則 201
⑤高血壓，治療必須「對症下藥」 203
◎三大病因，如何判別？ 203

◎高血壓的艾灸療法 205
＊痰濕中阻型高血壓的艾灸法 207
◎不著急，血壓就能降下來 208

⑥**冠心病，不一定就要活血化瘀 210**
◎一遇陰天下雨就胸悶，多半是濕邪引起 212
＊藿荷蔻仁鯽魚湯的做法 213
◎冠心病患者，吃多不是福 214

⑦**糖尿病，提高代謝比降血糖重要 216**
◎現代糖尿病，多與代謝疾病相伴隨 217
＊健康檢測站——「濕熱內阻型」糖尿病的特點 217
＊荷葉決明飲的做法 219
◎得了糖尿病，怎麼吃才恰當？ 220
◎糖尿病的輔助療法，扁鵲三豆飲 221
＊扁鵲三豆飲的做法 222

⑧**治痛風，內服與「外治」可兼攻 224**
◎通則不痛，「公孫穴」是積邪所在 225
＊痛風的熏洗療法 226

⑨**風濕病，外因與內因都有方可治 228**
◎治風濕，風、濕、寒痹別搞錯 230
◎濕痹，可在關鍵穴位拔上一罐 233
＊濕痹的拔罐療法 234
◎簡單熱敷法，祛除關節寒氣 235
＊陳醋蔥白外敷法 235

⑩**治腰痛，不是補腎就會好 238**
◎「腎著」、「腎虛」腰痛和「腰椎病」的區別 239
＊健康檢測站：「腎著腰痛」的四大特點 240
◎「腎著腰痛」的內服方：宣木瓜茶 241
＊宣木瓜茶的飲用法 242

◎「腎著腰痛」的外敷方：中藥熱敷包 242
＊熱敷藥方 243
⑪ **治癌症，提升體內正氣別擔憂 245**
◎你不怕癌，癌就怕你 246
◎有一分胃氣，便有一分生機 248

第六章 治濕病的關鍵，就在生活細節裡

① **一天八杯水，不是人人適用 252**
◎喝茶不豪飲，品茶才養生 254
＊三花茶的飲用法 256
◎早中晚三杯茶，養護脾胃 256
② **霧霾天，外毒可排內毒不可生 260**
◎自我保健，擋外也要化濕 261
◎護鼻、嗓，按摩、湯飲來幫忙 262
＊青龍白虎湯的做法 263
③ **手腳動一動，陽氣來濕邪走 265**
◎起床後，請花幾分鐘乾洗臉 266
◎晨間運動，練練八段錦 268
＊預備式 268
＊第一節：雙手托天理三焦 270
＊第二節：左右挽弓心肺朝 272
＊第三節：調理脾胃須單舉 274
＊第四節：雙掌撲地固腎腰 276
＊第五節：側身顧盼能健腦 278
＊第六節：回首望踝和帶蹺 281
＊第七節：俯仰壯督通沖任 283
＊第八節：背後九顛百病消 284
＊收式 285
◎飯後散步，一小時請慢行 286

④ **心能靜，保持愉悅就能不生病 287**

◎情緒好不好，跟臟腑健康正相關 288

◎柔和的音樂，怡情養性好養生 290

＊五音五行與五臟的關係表 291

＊六字訣與臟腑的對應表 292

⑤ **亂吃藥，小心吃出濕邪病 293**

◎點滴別亂打，身體沒好反致病 294

◎不當進補，身體越補越虛 295

⑥ **夏季保健，食衣住行多思量 297**

◎濕衣別自乾，出汗要擦乾 299

◎飲食少生冷，綠豆薏仁可除濕 300

＊綠豆薏苡仁粥的做法 300

◎冷氣溫度別太低，小心關節疼 301

◎外出要防曬，香囊可化濕 302

後記 303

序

路志正先生是當代中醫大家，從醫七十餘年，熟知醫典，臨床經驗更是豐富，不僅精通內科，就連外科、婦科、兒科及針灸等醫療方面，亦頗有造詣。

路醫師特別重視脾胃的調攝，認為脾胃為後天之本，氣血生化之源，人以胃氣為本，故治病首重調理脾胃，而飲食失調是損傷脾胃的關鍵，所以十分注重食療養生保健。在診療中問診必究脾胃，治病必護脾胃，疑難重症亦多徑取脾胃。

路醫師對於濕證有獨到的見解，承前人理論和經驗，博覽諸家，潛心研究濕病數十年，認為濕病害人最廣，提出「百病皆有濕作祟」、「濕邪不獨南方，北方亦多濕病」的新論點，為當代濕病研究和診治提供了寶貴經驗。

醫者仁心，路志正先生不僅醫術精湛、治學嚴謹，而且耄耋之年，仍孜孜不倦，出版了《無病到天年：調理脾胃治百病真法》，得到廣大讀者的一致好評，今又有《除身體的濕》、《國醫大師的養生茶》、《國醫大師的養生湯》《國醫大師的養生粥》幾冊書陸續出版。

這幾本書，文字深入淺出、通俗易懂，既包含了先生身體力行的養生心得與體會，也

序

是對中醫理念的通俗解釋，對一般讀者了解中醫、養生防病會有所幫助和啟迪。

深感於路醫師拯黎元於仁壽、濟世脫難的仁者愛人之心，故欣然作序，推薦給廣大讀者。

國家中醫藥管理局局長
中華中醫藥學會會長
2016.7.8

第一章

濕氣重 是現代人的通病

濕邪是現代人健康的殺手，它就像自然界中的水患一樣，令江河決堤，河流氾濫，影響身體內環境的平衡。若能調理身體陰陽，祛除濕邪， 體內「風調雨順」，健康自然跟著來。

① 90%以上的人，曾因濕邪致病

現代人常見的嗜睡、疲乏、身體沉重、頭痛、眩暈、失眠、高脂血症、冠心病、中暑、痛風、腹瀉等，都可能是「濕邪」作怪。

行醫七十餘年，我診療過不少病人，發現很多病人體內都有濕邪作祟。可以說，「濕邪」已成為威脅現代人健康的最大敵人。

正常情況下，起床後身體應該是神清氣爽的，但體內濕氣重的人大多會感覺沉重、睏乏、嗜睡。有的人還會有關節僵硬的情形，但是活動以後又恢復正常，尤其是「類風濕性關節炎」患者，這種現象更常出現，我們稱之為「晨僵」現象。還有一些人，早晨起床後眼瞼水腫，也就是所謂的「泡泡眼」，這也跟「濕邪」有關係。

有些疾病，比如類風濕性關節炎、濕疹等，在命名的過程中就提到了「濕」的概念，這與中醫說的濕有一定的關係。臨床上其他的一些疾病，雖然在命名中沒有涉及濕，但在發病的過程中卻與濕有很大關係，比如一部分的頭痛、眩暈、失眠、高脂血症、冠心病、中暑、痛風、腹瀉等，都與濕邪有關。

那麼，濕邪究竟是什麼呢？追根溯源，可以先從「濕」的造字上入手。濕的小篆體為「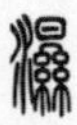」。大家看，左邊「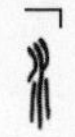」是它的形符（形聲字中代表形體的部分），說明濕與水是有關聯的。

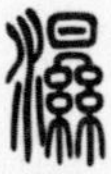（濕的篆文）＝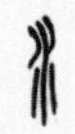（水）＋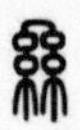（絲織品）＋（太陽）

右上的「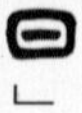」為「日」，也就是太陽，右下的「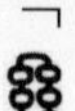」表示掛在架上的絲織品。了解到這些，濕的含義也就很容易弄清楚了。被水浸過後的絲織品，在太陽的照射下，水分蒸發至空氣中，形成彌漫、氤氳（煙雲彌漫的樣子）之勢，這就形成了濕。

濕的本質是水。濕從水中來，但是又與水不同。「濕」是彌漫在天地之間微細的水，你只能感受到它，卻看不見它；而水是聚在一起的濕，是有形之物。

「水」和「濕」是可以互相轉化的，從「濕」的造字上也能看出，水要想化成濕，必須依靠陽氣的作用，陽蒸水動，氤氳成濕；濕也可以化成水，在寒涼的氣溫下將濕聚在一起即為水。南方很多家庭都有除濕機，而這種運作原理就是透過「降溫」將濕氣凝聚到一起，所以除濕機裡最後抽出來的都是水。

中醫有很多關於病理的解釋，往往就來自於對自然現象直接或間接的取象比類。自然界中，江河湖泊之水在太陽光熱的作用下，被蒸發成水蒸氣，水蒸氣聚集在一起，形成雲，最後又變成了雨落下來。

在人體內，水分代謝也要依靠陽氣的作用。水分在體內是以「氣」的形式運行的，也就是說液態的水分需要轉化成「氣」才能運行到全身，這一轉化就需要陽氣的溫煦、氣化作用。離開了陽氣的氣化作用，人體內的水分代謝就無法進行。

濕氣有內外之別，太過就成邪

分析完「濕」的字形字義，再來看看中醫上所說的濕氣是怎麼一回事。正常的濕氣其實是自然界萬物生長的一個必要條件，從來源上可以分為「外濕」和「內濕」。

「外濕」就是自然界中的水分與濕氣，比如天上的雲、地下的水、早晨的霧露、冬日的冰雪，都來自於大氣中所含的水氣（中醫稱為濕氣）。

「內濕」就是人體內的津液（人體正常水液的總稱），也就是西醫學上的體液。人體中的體液約占體重60％，這些體液的主要成分就是水，不光是我們的臟腑、官竅（五官和孔竅）等器官組織裡有體液，就連細胞也被體液所包圍。正因如此，不管是中醫還是西醫都很重視人體內的水液代謝。

像上述這些正常的、生理的濕，叫做「濕氣」，但是當濕氣太過，變成了異常的、病理的，這時候的濕就是「濕邪」了。舉個簡單的例子，植物本來需要兩天澆一次水，可是如果每天都澆上兩三次，過不了多久，這些植物就會爛根軟葉。人體也是如此，如果水濕過剩，排不出去的濕氣就會變成濕邪，成為致病的因素。「濕邪」造成的疾病，種類繁多，如果根據受邪的途徑也有內外之分。

「外濕」引起的疾病，大多是濕邪透過口鼻、肌膚毛孔進入人體內的，比如天氣潮濕時久居濕地，露水很大時還在戶外勞作，淋雨或出汗後沒有及時擦乾身體等，都可能導致濕病。

「內濕」為病，多是脾胃功能受損造成的。中醫認為，脾胃主運化（運輸、轉化），如果脾胃功能正常，濕邪就會透過大小便等途徑排出體外；但如果脾胃虛弱，水濕就會滯留在體內，從而成為一種誘發疾病的因素。

濕氣多了不行，可也不能變少，否則就成了「燥邪」。如果身體出現了乾燥的現象，比如大便乾燥、皮膚乾、眼睛乾，甚至出現「乾燥綜合症」，就表示是身體內水分太少了。有時聽到病人說：「醫生啊，我早晨起來嘴特別乾，感覺舌頭都僵在裡面了。」這就是「濕」少了，津液不足的表現。

不過，口乾還有一種情況，就是濕多阻滯氣機（氣的運動），水分不能向上潤澤，導致口乾。「濕」少了，舌頭會變得瘦小，有的病人來就診時很直接地就說，覺得自己舌頭變短了。

健康檢測站

你到底是多濕還是多燥？可以對照方框裡列舉的症狀，簡單地自我判斷一下。

「多濕」
口黏不爽，涎多痰多，脘腹（是指胃脘部及腹部）脹滿，頭身睏乏沉重，尿少排出困難，大便濕黏排不乾淨，足跗水腫，舌胖苔厚。

「多燥」
口乾舌燥，飲而不多，脘悶腹脹，四肢乏力，手足心熱，皮膚乾燥，大便乾結，舌紅少苔。

氣候變天了，關節可別變天

為什麼有的人膝關節一疼，他就知道隔天要變天了。這其實是「外濕」引動「內濕」造成的。

如果把我們的身體比作一間房子，那「內濕」就好像房裡的「家賊」，「外濕」就好比「外鬼」。俗話說：「沒有家賊，引不來外鬼」，一旦身體裡有了濕邪，外界若再有點兒風吹草動，二者就會同氣相求。

二〇〇一年六月上旬，我到日本訪問，正好碰到了日本的梅雨季節。而這個季節，屬於氣溫高、氣壓低，外部的濕就不容易散發，許多人因此感到胸悶、身重乏力、肌膚黏膩、汗多不爽，情緒也偏於沉鬱，加上生活習慣嗜茶飲酒，酷愛生冷，偏食甘味，所以很容易滋生內濕。

濕土之氣，同氣相求，造成了日本人氣虛、濕濁困重的體質。雖然他們的肌膚看起來很細膩，但大部分是因為外濕積於體表所致，所以近年來，日本的過敏性疾病逐年增多，異位性皮膚炎、哮喘、鼻炎、花粉症幾乎成為日本的國民病，而風濕性關節炎、皮膚病、心臟病等也屢見不鮮。

濕病既然跟人們所處的外部環境，以及自己本身的生活習慣有很大關係，那麼，我們要避免和祛除濕邪，就要從這兩個方面入手。

有些人會問：如果我身體有濕邪，那是不是平時我就不能游泳，要少泡腳、少洗澡，儘量少接觸環境中的濕氣呢？

其實，「外濕」是需要積累到一定量的時候才會導致體內濕邪加重。當你在泡腳和做蒸氣浴的時候，反而可以透過發汗的方式排出體內部分濕邪。

但是在泡腳、蒸氣浴或者洗澡、游泳結束後，一定要記得及時擦乾身體上殘留的水分。尤其是在淋雨後，最好能擦至皮膚潮紅發熱，然後再洗澡並換上乾燥的衣物。有的人剛脫掉潮濕的衣服，就馬上用熱水洗澡，這樣容易使寒濕入侵體內。同樣的，夏天大汗淋漓時也不可馬上洗冷水澡或去游泳，因為在毛孔未閉之時，容易讓寒濕之氣入侵。

濕邪與外邪勾結，病症多變難治

為什麼我們現在的科技越來越發達，生活越來越優渥，可是不健康的人群和慢性病患者卻越來越多呢？似乎各種病邪猖狂作祟，頗有「道高一尺，魔高一丈」之勢。

實際上，使人生病的風邪、寒邪、熱邪就像是單純的罪犯，容易讓人區分和治療。但是，若是碰上比它們陰險狡猾而糾纏難癒的病邪濕邪，那治療起來就比較麻煩了。

濕邪很少「孤軍作戰」，常常與其他外邪勾結到一起。比如，與「風」結為「**風濕**」，如果二者同時侵犯人體筋脈關節，就會導致發熱惡風，關節腫痛困重，屈伸不利；與「寒」結為「**寒濕**」，寒和濕都屬於陰邪，二者結合最容易損傷人的陽氣；與暑結為「**暑濕**」，暑濕有明顯的季節性，多見於夏季和秋初，如果人體正氣不足，在炎熱的天氣下又吃多了生冷之物，就容易感受暑濕而致病；與「熱」結為「**濕熱**」，雖然與熱結合在一起，但濕邪還是陰邪，所以醫生在用藥時都是十分慎重的。

同樣的濕邪到了不同人的身上，也會出現不同的變化。

比如，體質肥胖的人，多偏於「痰濕」；身體比較健壯的年輕人，熱量比較大，在熱量有餘的情況下，體內的濕就容易化熱，成為「濕熱」；老年人和身體虛弱的人，本身能量不足，怕冷、手腳冰涼，體內的濕就容易變成「寒濕」。

古人總結「千寒易除，一濕難去。濕性黏著，如油入麵」。如果遇到了「熱邪」，我們可以直接清之；「風邪」可直接散之；「寒邪」只要溫之就行。可是濕性黏膩，膠著難去，在治療上不能也沒有辦法採取快速療法，「汗法」只能是微汗，下法只能是緩攻，補法則只可清補。

濕病複雜、難治，卻傷人最多。因為濕本為水，存在廣泛，天地萬物，無處不有。這樣一來導致人患病的機會自然也多，而且濕邪還特別善於滲透，身體裡的各個角落都可侵犯。正因如此，濕邪致病就有一個廣泛性和嚴重性。

我認為不僅南方多濕病，北方也多濕病；不僅中國多濕病，國外也多濕病；**濕病不僅**

夏季有，一年四季都會發生；不僅脾胃多濕病，而且心、肺、肝、膽、腦、腎、肌膚都可以有濕病；不僅內科有濕病，外科、婦科、兒科、皮膚、五官都可能有濕病。

可以說，濕邪已經成為威脅現代人健康的頭號勁敵。只要去除了濕邪，很多現代疾病都會遠離我們，那些惡性疾病也會因此失去存在的溫床。

祛除濕邪，已經是我們現代人養生的首要任務。

②你被濕邪入侵了嗎？要注意四個身體警訊

想判斷體內是否濕氣過重，從舌頭、四肢所呈現的現象就可知道。

「濕邪」形成的原因多種多樣，不過，其本質卻是離不開水分太多這個特點。因此，身體裡是否濕氣太重，還是有跡可循的。我們可以根據一些特徵，來判斷自己體內濕氣的情況。

伸伸舌頭，濕氣多少一看便知

如何判斷自己體內濕邪重不重呢？最簡單的方法就是觀察舌頭。大家都有這樣的體會，去找中醫看病的時候，醫生都會讓你伸出舌頭，這屬於中醫望診的一部分。

你可以在每天早晨刷牙的時候，對著鏡子，仔細觀察舌頭。舌頭主要看兩部分：一是看舌體，二是看舌苔。

透過舌體的大小，可以判斷體液的多少。水分越少，舌體越瘦；水分多了，舌體就會脹大起來。我們去非洲的時候可以看看沙漠地帶的人，他們很少有胖子，這就跟水分的蒸發有關係。**舌頭胖了、大了，但是口腔還是原來的大小，舌頭就會頂上牙齒，時間長了就留下齒痕。**

另外，**濕多了以後舌體也可能出現裂紋，像是泡發了一樣**，跟我們洗澡時間長了手上起皺一樣。

再來看舌苔。正常的舌苔應該是薄白而清淨的，乾濕適中，不滑不燥。如果舌苔達不到這個程度，出現了「膩苔」，那可能就表示著身體出現了問題。

「膩苔」是什麼呢？它就好像舌面上掛著一層剛喝完的牛奶一樣，又白又厚。像這種舌苔白厚，看起來比較滑膩的，說明體內濕氣比較重或體內有寒；如果舌苔黃厚而且滑膩，則說明體內有「濕熱」。舌苔薄說明病只是處於初期，病位淺；舌苔厚，說明病已經逐漸侵入體內，病位較深。

另外，值得注意的是，吸菸對舌苔的影響較大，**吸菸之人不適合這種辨別方法。菸**草本身是辛溫之物，其性燥烈，特別是由口吸入後，煙火之氣會刺激到口腔、咽喉、氣管，尤其是舌尖、舌面比較嚴重。本來這個人是脾虛濕熱，舌苔白膩或黃膩，但吸菸之後，舌苔可能受此污染而出現灰黑色，影響判斷。

除了吸菸者之外，舌象還是能夠比較客觀地反映人體臟腑的盛衰、病情的輕重。**總體來說，如果舌體胖大，舌頭兩側有牙齒印或舌體有裂痕，舌苔厚、發黏，那就表明你體內的濕氣過重。**

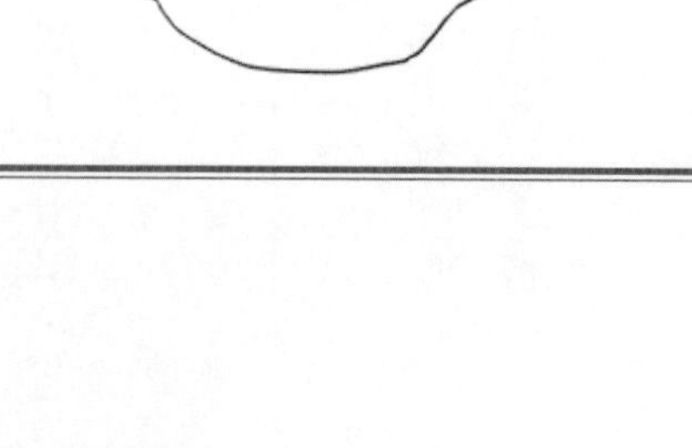

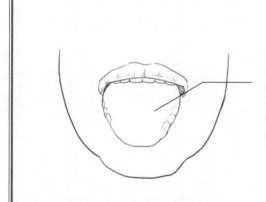

舌體胖大，舌頭兩側有牙齒印或舌體有裂痕，舌苔厚、發黏，就表明體內濕氣過重。

四個身體警訊，暴露濕氣過重

除了觀察舌象外，我們還可以根據濕邪的特點來判斷自己體內是否濕氣過重。

起床後身體疲勞，四肢沉重——濕性重濁

「重」是沉重的意思。有的人起床後覺得特別疲勞，頭上像有東西裹著一樣，整個人沒有精氣神。中醫講「濕重如裹」，「重」的感覺就像一件濕漉漉的衣服裹在身上一樣，讓人懶得動彈。

「濁」是穢濁、垢膩之意。所以，濕邪所引起的疾病，容易出現排泄物和分泌物穢濁不清的現象。比如，泄瀉（腹瀉的一種病症）的人，大便的樣子就發生了變化，大便稀，不成形，表現為穢濁不清的樣子。中醫在分析泄瀉的病理機制時，判定的邪氣中就必有濕邪。

另外，女性的白帶是正常的生理現象，如果發生了性狀的改變，比如黏稠腥穢，這就屬於穢濁不清。所以，「帶下病」在中醫上就被認為是濕病的一種。

如果濕邪侵犯皮膚，就會出現濕疹、疱疹流膿等症狀，這也是穢濁不清的表現。

便完不乾爽，大便沖不淨，小便淋漓不盡——濕性黏滯

「黏」是黏膩的意思，「滯」是停滯的意思。濕邪致病有黏膩、停滯的特點。有的人清晨大便後，發現大便黏，不容易擦乾淨，別人用一兩張紙就行，他得用三四張。而且，有可能沖一次水還沖不乾淨。還有的人在小便時排尿不暢，有淋漓不盡的感覺。這些就是濕性黏滯在症狀上的表現。

濕性黏滯還體現在病程上的纏綿性，患病時間比較綿長，病情膠著難解，反反覆覆，不易除根。

下肢容易水腫——濕性趨下

《黃帝內經》中說：「傷於濕者，下先受之。」我們說：「水往低處流。」濕的特性跟水相似，都是往下走的，所以濕邪容易侵襲腰以下的部位。比如，水腫就多以下肢比較明顯，風濕性關節炎也以膝關節、踝關節的腫痛比較常見。如果濕病患者走路或上下樓梯都提不起腳，這時就要重用除濕之藥了。

臉色蒼白，精力不濟——濕為陰邪，易傷陽氣

濕為陰邪，容易阻遏氣機，損傷陽氣。陽氣在人體內是一種開拓性的存在，可以說是一支前鋒部隊，如果阻滯了它的前行，被阻遏的地方就會氣機不通，由此而衍生出一系列症狀。

比如，如果濕邪困住了肌表的經絡，肢體就會覺得疲乏沉重、懶得動；如果濕邪阻於中焦，就會胸脘痞悶；如果濕邪停滯在下焦，氣化不利後就會使得小便短澀。

被濕邪困住的人，陽氣通常都不會太旺盛，人也變得精神不好、懶得說話、體力不濟。那些特別喜歡宅在家裡不想動的人，就極有可能是體內濕氣太重所導致。

③北方也多濕，千萬別輕忽

別以為只有南方多濕，
其實北方也有五種濕氣入侵的原因，不可不防。

過去，人們總覺得只有南方濕邪大，容易有濕病。因為南方地處沿海地帶，屬於海洋性氣候，外界的濕度比較大，所以人們直覺地認為南方濕邪危害大。清代著名溫病學家葉天士就明確指出：吾吳濕邪害人最廣；而北方乾燥，剛勁多風，濕邪不甚。不過，據我幾十年的臨床經驗，結合對病人的調查，發現北方同樣多濕，只是入侵的途徑有異，受侵的臟腑有別而已。

說到濕，很多人會想到南方的梅雨季節。一到這個時節，很多地方就會陰雨綿綿、高溫又高濕。不但物品容易發霉變質，甚至腐爛、散發出穢濁惡毒的氣味。生活在這種環境中，體虛的人很容易被這種惡毒之氣侵入體內，直入上、中二焦，而產生胸悶脹滿、身重腰痛的不適感。

相對而言，雖然北方的氣候沒有那麼多濕，但是濕病卻不少見，主要是因為現代人感受「內濕」的機會多了，而內濕是沒有地域之分的。

北方濕病的增加，我認為主要跟下面幾點有關係：

一、飲酒習慣導致體內濕熱

北方人比較豪放，以酒為日常飲料，但是酒也是導致水濕的一種原因。適量飲酒可以通經活絡，對身體有益，但酒為水穀發酵薰蒸而成，性熱而質濕，如果喝多了，就會在體內形成濕熱。

飲酒防濕小妙招

我在年輕時滴酒不沾，如今年齡大了，手部關節容易出現僵直的症狀，由於黃酒有促進血液循環、防治關節僵硬的作用，所以我每天晚上都會喝一杯黃酒。不過，即便是藥用，我在喝的時候也會加入1/3的熱水，這樣既能溫酒又降低了酒精的濃度。

二、冷飲解暑反致濕氣不出

家家戶戶都有冰箱，蔬菜、水果、飲料等食物將冰箱塞得滿滿的。為了清熱解暑，很多人喝冷飲，吃霜淇淋、冰涼水果，卻不知冷飲入胃容易傷到脾陽，如果脾陽不足，水濕排不出去就會變成濕邪。如果你大便不成形，便中有未消化的食物，這就表示有脾虛的現象，該注意調整了。

三、高油高脂高糖容易積濕

平日若常吃油膩、精細的食物，也就是高糖、高脂肪、高膽固醇的食物，也會導致體內增生濕濁之氣。

如果把身體比作一部機器，那食物就是讓這部機器正常運轉的能量來源。只是這種能量是有數量限制的，如果吃了過多高油高脂高糖的食物，能量便超過了身體所需要的，自然便蓄積在體內，化為濕邪，濕氣累積久了又會導致化熱，就成了濕熱病。

四、運動少濕氣排不出

北方屬於內陸地區，過去交通不便時，外出就只能靠走路；但現代社會我們常常一坐就是一天，出門時又有車，運動量少了，濕濁之氣就排不出去，日久滯留在體內累積成濕邪之氣。

如果去跑步或打籃球，就會出很多汗，水濕就會透過這樣的方式排出去。但若只是坐著，身體運化水濕的系統缺乏鍛鍊，功能也會慢慢減弱。

五、精神緊張增加代謝負荷

現代人生活、工作壓力都比較大，極易造成精神緊張，這也會導致體內代謝物的增加，由此增加濕濁之氣。

上面這五點，導致北方人也同樣容易得濕邪，雖然相對來說仍比南方人少一些，但仍然不可輕忽濕邪致病對健康的威脅。

④濕邪體質與胖瘦有關係

太胖，不一定是營養吸收好；太瘦，也不一定是吃太少；問題很可能就是出在「脾」。

我們的體型在一定程度上也可以反映身體內水濕的情況。中醫典籍中常常提到「肥人多濕，瘦人多火」。這裡說的「肥」不是指健壯的人，而是指肥胖的人。

一般而言，肥胖或容易發胖的人，體內容易產生「痰濕」，而怎麼吃也吃不胖的瘦人往往陽氣偏盛，肝腎陰虛而津液少。有人說，胖是因為脾胃好，營養吸收得好。其實，恰恰相反，胖人不一定脾胃好，反倒是因為整個代謝出了問題才導致肥胖。

脾主運化，它負責輸送營養物質，把沒有營養的物質丟掉，這樣身體才能保持一個正常的體態。**但是如果脾虛了，身體內的津液代謝不通暢，就容易積存產生痰濕，當這些濕邪泛溢到皮膚上，就會引起肥胖**。所以，大家看到很多男人一到中年，就容易有啤酒肚，這就是脾虛的原因。

因為體內濕氣大，所以很多胖子嘴裡常有黏黏糊糊的感覺，舌體比較胖，舌苔厚膩。濕性重濁，因此他們常感覺疲乏睏重，不喜歡運動。**對於他們而言，想要減肥可以從健脾祛濕上入手**。首先，飲食上要少吃甜點、生冷食品及各種肥膩之品，避免暴飲暴食、食速過快；其次，平時要讓自己動起來，一週有兩三次的鍛鍊機會。「動能生陽」，陽氣充足了，濕氣也就難以在體內積存。

瘦人多火，因為體內濕氣偏少，而呈現一種「燥」的狀態。有的瘦人吃的也很多，可就是胖不起來，這種人往往陽氣偏亢，體內火旺。

中醫講究陰陽平衡，火為陽，水為陰，如果陽氣過剩，就容易陰虛水少。這就好比，我們的身體本來需要一鍋熱水，可體內的「火」太大了，水被燒得剩下一半，這樣身體所需水液不夠，人就容易因此產生內熱而上火。

有的人天生就是這種「陰虛火旺」的體質，但也有些人是因為後天的生活習慣造成，比如：愛吃辣椒、嗜酒，這種飲食習慣容易讓人產生燥熱，造成陰虛。還有的人愛熬夜，這也會損傷陰津。

體內陰虛的瘦人，由於缺乏津液的滋潤，所以容易出現眼乾、皮膚乾燥、咽喉疼痛、失眠煩躁等。對於這類人而言，可以從「養陰清熱」的方向進行調理。

養陰清熱小妙招

我比較瘦，也屬於陰虛體質，所以平時我不怎麼吃燥熱的食物，倒是偏愛白菜、蘿蔔、豆腐一類的清淡食品。當然了，並不是說肉類的食物就不吃，而是要儘量少吃，我平時午飯也會吃幾口肉，但還是蔬菜較多。起居上，要做到早睡早起，本來你體內的津液就不多，如果老是熬夜，小火一直燒著，津液就會更少。

另外，陰虛火旺的人還要注意調整自己的情緒，保持一個平和的心態。「靜能生水」，你靜下來了，體內的小火也會慢慢平息。

當然，「肥人多濕，瘦人多火」只是從臨床經驗上的一個大概判斷，有的瘦人可能也有濕邪，肥人也可能火旺，到底是要滋陰還是要祛濕，還要根據個人情況並結合其他症狀綜合分析。

第二章

調好肺、脾、腎，濕邪就無路可進

人體水液代謝的整體過程，是依靠各個臟腑功能共同合作完成的。其中，肺的上發下輸作用、脾的運化輸送作用、腎陽的溫煦氣化作用尤為重要。

如果體內這三臟功能強健，不但內在濕邪不生，即使遇到環境中的濕邪侵襲，也能透過三臟的輸化、排泄作用將濕邪一一逐出體外。

①築好脾這座「堤防」，濕氣不泛濫

脾具有運化水濕的功能，要維護它的健康，就不能讓它太操勞；另外，也可以利用「吞津法」來養脾補腎。

有一天你回家時發現家裡到處都是水，這時第一個反應是趕緊去看看水龍頭是否沒關好，或者是哪裡漏水了，之後再去處理家裡的水患。這種道理用在濕病的治療上，就是既要把濕邪趕走，又要找到引起濕邪的源頭，只有這樣，身體這座家園才不會經常被「水患」威脅。

明代張景嶽說：「水惟畏土，故其制在脾。」也就是說，脾是體內的堤壩，養好「脾」就能防止水流氾濫。這就好比一個水壩漏水了，你只管疏通下游的水道而不去修築水壩，那已潰堤的水患是永遠也治理不完的。

脾運化水濕的兩大輸送功能

一、是脾在接受了由胃初步消化的水穀後，透過運輸作用，將一部分有用的水液上輸於肺。

二、是脾將運化後的水液下輸到腎。脾在水液運化中的作用相當於一個樞紐，上至肺，下至腎。如果脾虛了，不能正常地「運化」，就會令「水濕內停」（不能往外輸送）；而且脾虛的人往往也容易招來外濕的入侵。倘若脾胃運化正常，不管是外濕還是內濕，都不會讓濕氣停滯在體內傷身。

如何保養我們的脾？

有句古話說：滿招損，謙受益。對於我們的飲食也是如此，我非常提倡「減食增壽」的理念。

前面講了脾主運化，可以精微地運化水穀。你如果希望脾胃可以將食物消化得更徹底，就不能給它太多的負擔。而是要留有空間，這樣吃進去的食物才能被徹底消化。

打個比方，不知道大家是否見過農村所用的柴火灶，燒火時如果把柴火塞得滿滿的，火勢就大不起來，甚至有可能會熄滅，只有留點空間，柴火才能燃燒得徹底。我們的脾胃也是如此。尤其是對於那些脾虛的人，運化功能本來就不好，如果在這樣的情況下再讓它超量工作，就會加重脾虛的情況，水濕當然也更加排不出去了。

在遵循這個原則的前提下，大家也可配合其他的養脾方法進行調理，比如**吞津法**；**這個方法不但能養脾，還有補腎作用**。「吞津法」吞的是人的唾液。現在有的人愛吐唾液，這是個不好的習慣。因為唾液也是人體津液的一種，中醫將其稱為「金津玉液」，就可以了解它對健康的價值有多高了。《黃帝內經》裡說得很明白：「五臟化液，心為汗，肺為涕，肝為淚，脾為涎，腎為唾。」**唾液其實包含兩種：一種是唾沫，跟腎有關；一種是口水，跟脾有關**。如果人的唾液出現了問題，常常要從脾腎上找根源。比如睡覺時總流口水，多半就是脾虛在作怪。相對來說，如果我們能好好利用唾液，那也就能達到「補養脾腎」的功效。

「吞津法」做起來非常簡單：每天早晚，靜坐，舌抵上顎，當嘴裡的唾液滿了以後，隨著意念分三次慢慢嚥下去。

這個動作，我每天早晚都會做，以此來幫助身體增津生液。這裡的唾液，叫「自家水」，本身就是藥，可以幫助消化吸收，促進胃酸、胃液分泌，灌溉五臟六腑。

唾液本是身體分泌出來的，如今我們又將它吞嚥下去，這就構成了一個體內的水液循環。我們吞食自己分泌的唾液，既能滋補脾胃這個「後天之本」，又能固護腎臟這個「先天之本」。中老年人，尤其是脾胃虛弱者，更應該重視「金津玉液」的滋養，平時不妨多做做這項「吞津法」。

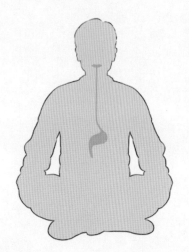

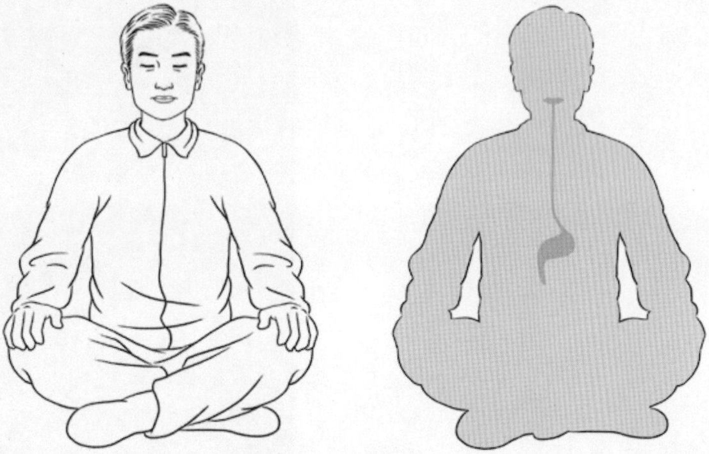

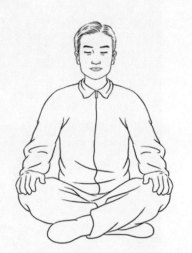

吞津法

每天早晚，靜坐，舌抵上顎，當嘴裡的唾液滿了以後，隨著意念分三次慢慢嚥下去。

②「中年發福」，脾胃弱惹的禍

「發福」不是福，反倒健康拉了警報，脾胃弱和牙齒、消化酶以及腸胃蠕動力有關係。

我在長期的治病過程中特別注意病人的脾胃功能，因為胃主「納」，脾主「化」，不管你是吃飯還是吃藥，都要透過脾胃的消化吸收功能。我也常要求跟診的醫師，在問診的時候一定要問到病人的消化問題，只有這樣才能決定你的藥量和強度。

人到中年後，脾胃運化功能轉弱，吃了東西不消化，就會有「中年發福」的現象，這其實就是身體代謝功能減退的體現。

脾胃功能減弱三大原因

一、牙齒的咀嚼能力減弱

有的人說，你看這人年紀大了，牙怎麼變長了？其實不是牙長了，而是牙齦萎縮顯得牙長了。牙床收縮變短後，牙齒很容易鬆動，這時候咬東西沒勁，牙齒的咀嚼能力變弱。

二、消化酶的減少

有的中老年朋友總覺得口乾，這其實就是消化酶減少的一種表現。我們的唾液裡和胃液裡都含有大量消化酶，能促進食物的分解，幫助身體吸收。如果消化酶減少了，人的消化功能也會減弱。這在中醫看來屬於胃陰虛、脾陰虛的範疇。

三、胃腸蠕動力不足

我們年輕時胃腸蠕動的能力強，食物很快就能被消化，可當年紀大了，胃腸的蠕動也會變慢，所以很多人吃飯後總覺得不消化。這在中醫看來屬於胃氣虛、脾氣虛的範疇。

調理脾胃最簡單的辦法就是從飲食入手，比如飯要吃七八分飽，吃飯要細嚼慢嚥，飯前要喝點湯等等。每日飲食要保持搭配的平衡：寒熱平衡、粗細適當、葷素搭配。常吃點山藥、白扁豆之類的健脾食物。

舉個例子，我愛喝咖啡。二十世紀八〇年代我有幸出國講學，主要是泰國、馬來西亞等東南亞國家，在那裡第一次接觸到咖啡，因為咖啡有提神作用，每天早上喝點可以提高人的注意力。好的東西，我們當然要吸收，不過要靈活運用。我喝咖啡的時候會加上牛奶，這樣更為營養，但蛋白質難以消化，容易引起脹氣，所以我會在咖啡裡再加點薑粉，如此一來就可以幫助消化。我平時也吃吐司，常會加點生菜、雞蛋、胡蘿蔔等，儘量做到不偏食，保證營養的均衡。

健康檢測站「脾虛」

1. 胃口不佳、腸鳴便軟、容易腹瀉。
2. 肌肉軟弱無力、容易疲勞、不想活動。
3. 口甜、口黏、口水多。
4. 舌體胖厚有齒痕、舌苔發膩。

山楂化食散——強化胃腸蠕動

沒有病的人，平時消化功能弱了，吃點什麼好？在這裡大家介紹大家一個中藥裡的「胃腸動力藥」——山楂化食散。

山楂化食散的做法

【材料】炒山楂十克，炒神麴十克，炒麥芽十克，陳皮六克，蘇葉六克。

【做法】將所有材料一起在水中浸泡二十分鐘，然後將泡過的材料連同水倒入砂鍋中，大火燒開再轉小火繼續煮十五分鐘，離火放涼即可飲用。

【用法】一日一至二次，每次五十毫升。

【功效】促進胃腸蠕動，主治食慾差、停滯脹滿、呃逆（打嗝）、噯氣（打飽嗝）、痞滿（胸腹間滿脹不舒服）。

蘇葉是一種辛溫解表的藥物，同時對舒緩胃部不適的作用特別好。人在嘔吐的時候胃氣上逆，有的醫生喜歡用鎮逆的藥物，比如薑。但嘔吐的時候胃是緊張的，是收縮的，是往上走的，如果你硬要往下壓制，它會抗拒藥物。但蘇葉不一樣，它有一個辛香的氣味，能舒緩胃的緊張感，等於把胃擴張開了。這時候配合陳皮的理氣作用，可以促進胃腸蠕動。

除了蘇葉和陳皮外，其他的三味藥都是幫助消化的，山楂可以消肉積，神麴消酒食，麥芽消麵食。所以，這個藥方對胃腸功能減弱引起的食慾不佳，飯後胃脹、打嗝等都有不錯的效果。

三蒸大棗——健脾又養血

這麼多年來，我一直有一個飲食習慣，就是每天飯後必吃三顆棗。大棗（紅棗）有健脾養血的作用，對於脾虛的中老年人而言是一個不錯的選擇。不過，大棗可不是買來直接吃，而是要經過三蒸三涼的處理。

例如：每天做飯蒸饅頭、蒸菜的時候，就把大棗放進鍋裡一起蒸，蒸一次可能看不出變化，第二天做飯的時候，繼續放進去蒸，蒸兩三次之後，大棗就熟透了。

三蒸大棗的做法

【材料】大棗適量。

【做法】將大棗洗淨去雜質，不要浸泡。先用中強火蒸20分鐘，置陰涼處三至四小時後，再蒸二十分鐘。吃時，再蒸一次，這次待水沸後，改小火幾分鐘即可。

【用法】剝去硬皮、內核，吃棗肉。

蒸熟的大棗，糖的轉化就充分了，有不少中藥的炮製就是這樣經過幾次蒸曬而製成的。而且經過三蒸處理後，大棗會變得綿軟，吃起來味道更香甜，藥效吸收好，更適合老年人。

除了大棗外，山藥也應作為中老年人家中的常備食物。因為，山藥可以健脾益氣，適合脾胃虛弱或肺氣虛、腰膝痠軟的人食用。山藥的吃法多種多樣，比如，你可以用它熬粥、乾蒸或炒著吃。乾蒸的方法比較簡單，直接把山藥洗淨後乾蒸二十至三十分鐘，蒸後燜十五至二十分鐘，鬆軟後剝去外皮即可食用。

♥貼心提醒

一次不要多做，因為山藥不宜反覆蒸，食用時儘量保留原汁原味。現在中藥的品質不如以前，許多中藥缺乏炮製，這就影響了中醫的療效。

有的醫生為了提高療效，一味地增加藥量，我覺得這種方法很不可取。醫生用藥如將用兵，不能用蠻力，有時候只是稍微修改一下用量，可能就會發揮四兩撥千斤的療效。

另外，用藥的品種不宜過多，一般在六味左右即可。

③氣機上順下暢，脾胃不壅塞

人體氣機的運行有自己的規律，有升有降，不能錯亂。脾胃的升清降濁尤為重要，它們是人體氣機升降的樞紐。

俗話說，「人活一口氣」，這個氣到底是什麼呢？簡單地說，氣可視為一種動態物質的統稱，只是這種物質我們看不到，但是它確有表現。氣的運動在中醫被稱為「氣機」。人體氣機的運行有自己的規律，有升有降，不能錯亂。這就跟我們城市的交通一樣，所有車輛都要靠右行駛，如果有輛車突然靠左行駛了，就會出現交通事故，接著就可能導致大規模的堵車現象。當然，如果這時有交通警察迅速過來處理，交通障礙一排除，大家都不再擁擠和搶道，交通又變得順暢起來。

如果體內氣機升降正常，人就能保持健康，假使因為各種原因導致了氣機的逆亂，該升的不升，該降的不降，身體就會出現很多不適。**比如：腦為元神之府，本來要依靠清陽之精氣的滋養才能思維敏捷、神志清楚，但如果這個人體內痰濕壅盛，影響到氣機的升降，反倒是本該下降的濁氣隨之上升，這就跟烏雲蔽日一樣，人的頭腦也會變得昏昏沉沉。**這時就需要體內的「交通警察」過來，調理人體氣機升降。

脾胃是人體氣機中軸

身體各臟腑組織器官的功能活動都離不開氣機的升降出入，這其中**脾胃的升清降濁尤為重要，它們是人體氣機升降的樞紐**。我們知道胃主受納，脾主運化，脾胃的這種作用就是靠一升一降完成的。

脾在右主升，胃在左主降。升，指經過消化吸收的各種營養物質，透過脾的功能向上、向全身輸送，才能使全身各處得到營養的補給，換句話說，又可稱之為脾主升清；降，指胃腸由上而下的蠕動作用，透過這種蠕動作用，幫

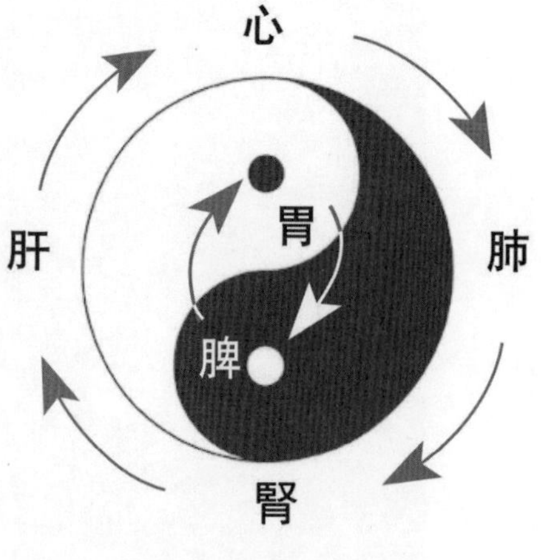

助消化吸收，最終將消化物的殘渣作為糞便排出體外，也可稱之為降濁。這種向上輸送精微、向下排出廢濁的相輔相成作用，是維持人體生命活動的最基本形式。

如果說交通打結是因為往來車輛的阻塞，那人體內的氣機壅滯可以理解為清氣與濁氣的升降阻塞，人體氣機不平衡了，自然也就生病了。所以醫生在治病時，也會注意調理氣機的升降。

來看看電扇是怎麼工作的？只有中間的軸先轉起來，整個風扇才會跟著轉起來，我們也才能感受到風扇吹來的風。如果把脾胃比作風扇軸，那其他臟腑就像圍在扇軸周圍的扇葉，扇葉的運轉需要扇軸的帶動，所以其他臟腑氣機的運轉也要依靠脾胃的帶動，這在中醫上稱為「持中央，運四旁」。**比如，肝氣需要脾氣升清的帶動，如果脾氣不升，肝氣就會鬱滯不前，人就會表現出悶悶不樂、鬱鬱寡歡的狀態。**

經常摩腹——氣機調和胃腸好

中醫認為「腹宜常摩」，我在每天飯後都會進行摩腹。腹部在人體的中央，它的位置和鄭州在中國交通上的位置很像，都屬於樞紐。樞紐一定是個動態的位置，可以連接上下左右、東西南北。從交通上來看，鄭州的地理位置非常好，位於正中央，可以溝通南北東西，並且還是中國現在唯一的雙十字鐵路中心。如果把氣機的運行看作一條條的交通線路，那腹部其實相當於人體氣機的交通樞紐，透過對腹部的按摩，可以幫助人體的氣機達到動態的平衡。

腹部要怎麼按摩呢？有人說只能順時針進行，如果逆時針揉，腸子就會打結。其實並不是這樣，**氣機有升有降，左邊是降，所以順時針按摩可以幫助胃腸蠕動，促進消化；右邊是升，所以逆時針按摩，可以幫助止瀉**。不過，如果只是自我保健，摩腹時既要順時針揉，也要逆時針揉，而且動作要慢，力度適中。

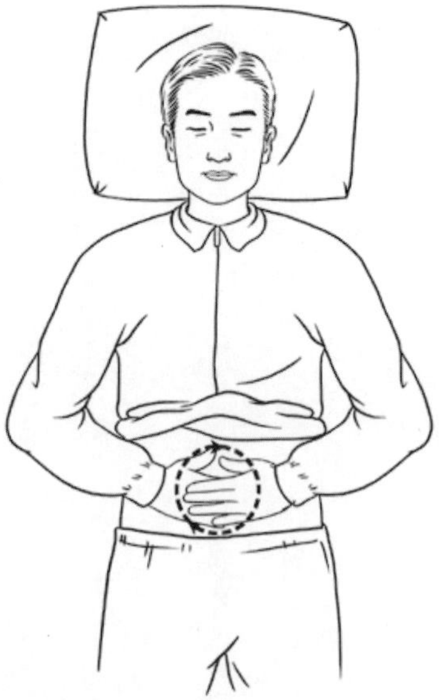

摩腹法

＊方法：以肚臍為中心，右手壓住左手，螺旋式逐漸擴大，再螺旋式回到肚臍。換手以同樣的手法逆時針按摩。

＊時間：飯後 1.5 個小時。

＊功效：調理氣機升降，促進胃腸蠕動。

＊禁忌：有腹部疾病（如胃出血、子宮肌瘤等）者不宜操作。

摩腹時先「順時針」慢慢地圍著肚臍畫小圈，然後再一圈圈地增大範圍，直到整個腹部；之後，再一圈圈地慢慢縮小範圍，最後收回到肚臍；換手，以同樣的方法，逆時針按摩。如此反覆，次數不做硬性要求，大家可根據自己的情況，比如做十次、五十次都可以。摩腹前最好先排空大小便，如果有腹瀉或者其他的腹部疾病時，暫時不要摩腹，不過，有便秘的可以嘗試。

另外，當你覺得肚子有點脹，不方便直接按摩時，可以做「意念摩腹」。先將意念集中到胃部，用意念一圈圈地摩腹，這樣慢慢轉一段時間後，胃部沒那麼脹了，你就可以繼續採用雙手摩腹的方法。

④肺好，水道運行才暢通

肺為水之上源，若水分充足，五臟六腑都能受其恩澤；若是它的宣發肅降功能失調，病就來了。

中醫稱肺為華蓋，華蓋是什麼？古代皇帝出行時，輦車上一般都有個傘狀的頂蓋，這就是華蓋。從解剖位置上來看，肺居胸中，在諸臟腑中像華蓋一樣居於最高處。天上若是降雨，地上的各個角落都能得到灌溉滋養。肺為水之上源，若水分充足，五臟六腑都能受其恩澤。

有的學醫者讀到「肺為水之上源」時不理解，我建議他們多觀察一下生活或自然。老子說「道法自然」，許多問題如果只是結合著人來看，可能看不透，但如果我們把這個問題放到天地自然間，就可能會豁然開朗。

臟腑中肺的位置最高，而自然界喜馬拉雅山是最高的山脈。我們看喜馬拉雅山上終年白雪皚皚，空氣中的水蒸氣遇冷凝結成雪花，而雪水又從山上流淌下來，孕育了諸多的大江大河。高山流水，這不就是「肺為水之上源」嗎？

我們還可以回到生活中，若是在鍋裡煮水，水在加熱時會產生蒸氣，而蒸氣在碰到鍋蓋時會凝為水珠，肺就相當於這個鍋蓋。蒸氣碰到鍋蓋凝為水，這也可以理解「肺為水之上源」。

肺對水濕的調節主要體現在兩方面：

一是肺在接收脾運化的水濕後，透過宣發作用，將水濕向上、向外輸送到全身，最終達到肌膚、皮毛，並把水濕代謝產物轉化為汗，排泄出去。

二是透過肅降（肅清和下降）作用，將水濕向下、向內輸送到其他臟腑，並把濁液（廢水）下輸至腎，最後轉化為尿液，排出體外。

如果肺宣發肅降功能失調，水液就會在人體內滯留，形成「痰飲」，可能出現小便不利、水腫等。金元時期的朱丹溪在治療小便不通時，曾這樣說過：「肺為上焦，而膀胱為下焦，上焦閉則下焦塞，譬如滴水之器，必上竅通，而後下竅之水出焉。」這就是中醫經常提到的「提壺揭蓋法」。我們平時用的水壺的蓋子上，通常都有個小氣孔，如果這個小氣孔被塞住，壺嘴就倒不出水了，這時候把壺蓋打開一條縫，水就又能暢快地流出。**「提壺揭蓋法」在治療小便不利時，不是直接使用通利小便的藥，而是用了宣肺或升提的方法，這跟提壺揭蓋一個道理，肺氣得宣，小便得利。**

肺嬌易傷，怕寒怕冷

《黃帝內經》中提到，形寒飲冷則傷肺。這話裡有兩層意思：第一，身體受涼後，容易傷及肺臟；第二，飲食寒涼後，也容易傷肺。

孩子出門時，家中老人總不忘叮囑：別吃太多涼飲瓜果，衣服要穿暖和，別凍著。別看這些話很簡單，甚至經常聽感覺很囉唆，但是你若能真正遵守，那等年紀大了得慢性支氣管炎、哮喘的可能性就會小很多。

中醫說「肺為嬌臟」，為什麼這樣說呢？因為五臟裡肺居最高處，它就像一把大傘一樣在上面遮擋住下面的臟腑，而且它「外合皮毛，開竅於鼻，與天氣直接相通」。一旦風、寒、暑、濕、燥、火這些外邪進犯我們皮膚、鼻子的時候，肺臟首當其衝。所以，**生活中，**

與肺相關的疾病發病率最高。肺臟的嬌氣還體現在它受損得病後，需要較長的時間恢復。比如：有人感冒了，流鼻涕或是發燒的症狀很快就好了，而咳嗽卻纏綿持久，一咳就是幾週甚至幾個月。

嬌氣的肺臟需要我們特別的呵護。如果你違背了這一原則，形寒飲冷，導致肺氣宣降失常，年輕時你可能正氣充足，感冒幾次感覺沒事，但當你年老時這些寒濕就會秋後算帳，賴上你。我在門診時遇到的過敏性鼻炎、過敏性哮喘患者，一問，很多人都愛喝冰涼碳酸飲料，這就是「形寒飲冷則傷肺」的典型。因此，對於體質較差，容易感冒的人而言，平時既要注意保暖，同時也要儘量少喝冷飲。

喝碗蔥白生薑湯，消寒祛涼

如果不小心受了寒涼怎麼辦呢？寒氣引起的感冒，最明顯的表現是身體發冷，同時伴有流清涕、打噴嚏的症狀。如果咳嗽，痰為白痰、易咳出，這就要溫養肺氣。有咳嗽症狀的，可以在藥房購買「通宣理肺丸」，有解表散寒、宣肺止咳的功效，適合風寒感冒的初期。我們也可以在家用蔥白、生薑做成祛寒妙方。

蔥白生薑湯做法

【材料】蔥白連鬚七根，生薑七片。

【做法】將生薑片與連鬚蔥白一起放入沸水中煎湯，開鍋後煮兩三分鐘即可。

【用法】溫服，蓋上被子讓身體發汗。

【功效】辛溫解表，宣肺散寒。

蔥白和生薑具有散寒發汗、解表祛風的作用。因為風寒感冒時，人體所感受的外邪尚且停留在體表，這時透過一些解表散寒的藥物，可以將寒邪發散出去。

蔥白、生薑在水裡稍微熬一下即可，不會破壞它們本身的有效成分。正如清代名醫吳鞠通所說：「香氣大出，即取服，勿過煎，肺藥取輕清，過煮則味厚入中焦矣。」中醫所用解表藥一般都不宜久煮。

♥貼心提醒

為了不傷肺，大家在平時要多注意保暖。陽虛怕冷之人睡眠時，最好穿上襪子；不穿敞領口的上衣睡；注意保護脖子至肩關節部位；即便家裡是木質地板，也最好穿上拖鞋，不要光腳走動。

⑤腎陽充足，水濕才能動起來

水液在人體的輸送和排泄，主要就是依靠「腎陽」的推動。腎功能好，將體內的水代謝出去，反之，體內就會充滿水濕。

腎也是負責管理人體水濕的。怎麼說呢？氣可以行水，而「腎陽」是人體陽氣的根本，水液在人體的輸送和排泄，主要就是依靠腎陽的推動。如果腎陽不足，氣化作用失常，就可能發生遺尿、小便失禁、夜尿增多、尿少、水腫等病。

二〇〇三年的時候，有個五十六歲的女士來找我看病。我問她怎麼了，她嘆了口氣說：「醫生，我最近也不知道怎麼了，口渴得厲害。原先喝點水就能解渴，但從一個月前開始，喝了水還是渴，每天都喝五至六瓶水。喝得多尿得也多，但卻便秘，平時還總是頭暈，晚上愛做夢，心裡也很煩躁。」

我問她：「你喜歡喝的是熱水、溫水還是冷水？」她說：「冷水喝了不舒服，我喜歡喝點熱水。」

我又問她，之前有沒有做過治療。她告訴我，之前在醫院做過檢查，沒有糖尿病、慢性腎炎、乾燥綜合症等相關疾病。因為西醫沒辦法治療，她就開始找中醫，吃了很多藥方後還是口渴。我翻開她的病歷，看到上面曾經開過白虎湯、沙參麥門冬湯、生脈飲等養陰清熱、益氣生津的藥方。

望診時，我見她舌質暗紅、舌苔薄黃，切脈時發現她脈沉細數（脈沉主病在裡，脈細主血虛，脈數主有熱）。除此之外，這名女士全身都比較困重，膝蓋下常覺得涼，有輕度水腫。其實她的口渴、頻尿、水腫都跟腎有關係，屬於「陽虛水泛」，「氣不化津，津不上承」所引起的。

一個人如果腎功能好，就能把喝進去的水代謝出去，但如果腎功能不好，這個人又經常喝水，那身體就會被水濕撐得滿滿的。打個比方，水要沸騰變成水蒸氣，就需要你在鍋底加一把火。**而腎陽就像這把火一樣，有溫煦氣化的作用**。如果這把火小了，人體就沒有足夠的動力把水液輸送到全身，那麼這個人就會覺得口渴。火很小，但水卻因為不斷添加而越積越多，有的水就會溢出來亂跑，而濕性趨下，所以患者才會出現水腫的症狀。

當時，我給這位女士開了七劑「加味真武湯」，用來溫陽化氣。第二次來複診時，她很高興地說：「醫生，我現在不怎麼口渴了，每天喝水二至三瓶就行，而且腿不腫，也不便秘了。」我見她腎陽已經逐漸恢復，仍然堅持讓她服用原方十劑。由於「腎陽」不可能快速地補充，所以我還請她買了「金匱腎氣丸」，用藥丸慢慢調治，最後終於消除了口渴的症狀。

金匱腎氣丸——補腎陽的代表方

中醫認為，人體的陽氣發源於腎，而腎陽又是人身陽氣的根本，所以腎陽又被稱為「命門之火」。它就像太陽照射著大地一樣，能夠溫煦全身的臟腑組織。如果腎陽虛了，人就會表現為虛寒之象。就像上面那位口渴的患者一樣，她的病症乍看像「實熱傷津」，但患者卻喜歡熱飲，舌苔雖然薄黃卻不乾燥，雖有便秘卻不硬結，顯然不是實證而是虛證。

腎陽不足的人平時就可以適當服用一些「金匱腎氣丸」。水濕的代謝，如果只是依靠利水之藥，還是在治標。比如：有些排尿困難的患者，用利尿藥後可能一時能排尿了，但一旦停藥，身體陽氣不足了，又尿不出來。很多老年人因為腎氣衰弱，常會出現小便不利、腳腫、盆腔積液等症狀，這種情況下，你用再好的利水藥都不太能發揮效用，只有將五臟的陽氣激發起來，這些濕邪才能被蒸發氣化。而「金匱腎氣丸」有補腎陽的功效，它就像一個動力源一樣，可以透過腎陽的氣化動力去推動水濕。

「金匱腎氣丸」又名：桂附地黃丸、八味地黃丸，來源於漢代張仲景所著的《金匱要略》一書。它由炮附子、熟地黃、山茱萸、澤瀉、肉桂、牡丹皮、山藥、茯苓八味藥組成。

金匱腎氣丸有溫化腎氣、溫補腎陽的作用，長期以來主要用於治療因腎陽不足所致的腰痛腳軟、下半身常有冷痛感、小便不利或小便過多、陽痿精冷等疾病。

中醫認為：腎為水火之臟，有腎陰和腎陽兩方面；凡是有腎虛的症狀，必然會引起陰陽兩虛的病理變化，有可能偏陽虛也有可能偏陰虛。金匱腎氣丸主要是為了腎陽虛者而設。其實，從東漢末年至今，有很多補腎名方都是由此而來，比如大家所熟知的六味地黃丸、十全大補丸、右歸丸等。

在服用金匱腎氣丸時沒有什麼特別的注意事項，只需要按照說明書服用即可。服用時間應該在吃飯前或吃飯後一個小時左右。藥丸起效的作用相對來說會慢一些，需要長時間的持續服用才能看到效果。

金匱腎氣丸是補腎陽的，**如果是腎陰虛尤其是兼有內熱的人，不宜服用**，以免引起口乾煩熱、牙痛等「上火」的症狀。

冬天一碗羊肉湯，溫補腎陽

在寒冷的冬天，腎陽虛的人會比別人更怕冷；比如手腳冰涼、腰膝痠冷、大便稀、容易感冒、小便清長（尿液清澈而量多）等等。這時候吃點羊肉就很不錯。因為羊肉是溫性的食物，可以補虛益腎，在冬季食用可以強化身體抵禦寒冷的能力。

羊肉有很多吃法，最具營養的要數羊肉煲湯。羊肉雖然好吃，卻有一股羶味，烹調不好時很難吃。清朝名醫王士雄在《隨息居飲食譜》裡有一個去羶的方法，就是「加胡桃煮則不羶」。**在燉羊肉湯之前，大家可以準備幾個核桃，將核桃打碎後（不用去殼）裝在紗布袋，避免核桃殼的碎渣漏出，然後和羊肉一同放入鍋中煮，一直煮到羊肉湯好了為止，最後食用時將核桃紗布袋取走。羊肉在經過小火慢煨一兩個小時後，肉質熟爛，湯也會呈現乳白色。**

很多女性朋友在生完寶寶後，會出現腹部冷痛、四肢不溫、腰膝痠冷、免疫力低下等陽虛的表現。這時候就很需要用羊肉湯來補一補，羊肉既能促進血液循環，增暖禦寒，還能增加乳汁分泌。

在這裡為大家介紹一下東漢名醫張仲景所創的藥膳「當歸生薑羊肉湯」。

當歸生薑羊肉湯的做法

【材料】當歸十克，生薑五克，羊肉五百克，食鹽適量。

【做法】1.將當歸、生薑洗淨後切成大片備用。羊肉洗淨後切成二公分見方的肉塊，放入沸水鍋中汆去血水後，撈出放涼。

2.將羊肉、當歸、生薑放入砂鍋中，加適量清水後放置於武火（大火）上煮沸，撈去浮沫，改用文火（小火）燉至肉爛，最後加入食鹽即成。

【用法】吃肉喝湯，每週一次。

【功效】溫中補血，補陽散寒，適合寒性的疝氣、腹痛及產婦因陽氣虛導致的乳少、惡露不止等。

♥貼心提醒

1.羊肉性溫熱，食後容易動氣生熱，所以最好不要與南瓜、何首烏、半夏同食，否則會壅氣發病。

2.在吃羊肉時要搭配涼性和甘平性的蔬菜，如冬瓜、菠菜、白菜、筍、絲瓜、金針菇、蘑菇、茭白等，與這些蔬菜搭配能發揮清涼、解毒、除煩、止渴的作用。

3.羊肉屬於腥膻發物，有皮膚病、過敏性哮喘的人不宜食用；平時容易上火、心煩氣躁、手足心發熱、口舌糜爛的人也不宜食用。

第三章

八個家庭祛濕方，讓你輕鬆得健康

小方子有時候也能發揮大療效，我們常見的薏苡仁（薏米）、赤小豆、生薑、冬瓜等食物也都是祛濕的好幫手。希望這些容易上手的簡單小方，能夠幫助你趕走濕邪，重獲一個健康的身體。

① 薏苡仁，除濕、健脾、補肺妙用多

「薏苡仁」利濕的作用是剝絲抽繭式的，會緩慢地將你身體裡的濕邪一點點滲利下來。

「薏苡仁」是藥，也是食物，我們通稱它為「薏仁」或「薏米」。在中國，薏米的食用時間很久遠。現存最早的中藥學專著《神農本草經》中就有關於其藥性的描述——薏苡仁味甘微寒。主筋急（筋脈緊急不柔，屈伸不利），拘攣（手腳抽筋）不可屈伸，風濕痹，下氣。久服輕身益氣。

別看這個藥物平平淡淡，但卻有其神奇之處。《本草新編》中說它「最善利水，不至損耗真陰之氣，凡濕盛在下身者，最宜用之」。據說，在東漢末年有位叫馬援的將軍，他帶兵去南方打仗時，士兵因受當地濕氣侵襲而出現了腫脹等病，嚴重影響了作戰

力。後來，士兵們服用了當地的薏苡仁後，身體內的濕氣沒了，病也好了，馬援還因此打了勝仗。在班師回朝時，他特地載了一車薏苡仁。沒想到朝中有人嫉妒他，在他死後向皇帝進獻讒言，說馬援從南方貪汙了大量珍寶，還帶了一車運回京城。皇帝勃然大怒，不但收回了對馬援的封號，還下令讓他不得葬在城內。之後，人們就用「薏苡之謗」來比喻人「蒙受冤屈，顛倒黑白」。

「薏苡仁」利濕的作用是抽絲剝繭式的，緩慢地將你身體裡的濕邪一點點滲利下來。它能升能降，上可以清肺令水之上源清肅，下可理脾滲濕，旁達肢節又可滲濕除痹，緩和拘攣，它還兼有健脾補肺之功，不失為清補之品。

薏苡仁妙用多，生、炒各不同

在許多濕病的治療中，薏苡仁都有關鍵的作用。

薏苡仁能利水消腫，健脾補中。所以對於脾虛引起的腹瀉、水腫、腳氣等病，可以單用熬粥，或者與健脾的中藥（如：黨參、白朮、黃芪（亦名黃耆）等）同煮，作為藥膳。

薏苡仁性微寒，有清熱祛濕的作用。遇到濕熱的季節，在家裡也可以用薏苡仁搭配冬瓜、陳皮、荷葉等一同熬煮，可清暑熱。

薏苡仁還能清肺熱，對於咳嗽有黃痰、濃痰的患者，可以使用薏苡仁與杏仁搭配，有宣通肺氣、化解水濕的作用。

有的人大便不成形，容易拉肚子，聽說薏苡仁能祛濕止瀉，就趕緊買來煮成粥，結果吃完後發現自己變得更容易拉肚子了。這是為什麼呢？

其實，**薏苡仁有「生薏苡仁」和「炒薏苡仁」兩種**。「生薏苡仁」偏寒涼，利水滲濕最在行；「炒薏苡仁」能緩和藥的偏性，擅長健脾止瀉。所以，對於脾虛有濕的腹瀉，要用炒薏苡仁。

炒薏苡仁可以在中藥房購買，或者自己在家炒製。將洗淨的薏苡仁放入鍋中用文火炒，等它變得微黃、鼓起時取出放涼即可。炒後的薏苡仁藥性更為平和，是治療脾虛濕盛泄瀉的良藥。大家在購買時，也要注意分辨，根據自己的情況靈活選擇。

門診時，如果遇到濕困脾土（即脾虛濕困）者，我在開藥方給他們的同時，也會建議他用生薏苡仁三十克泡水或煮粥，早晚佐餐食用。臨床上來看，藥療配合食療確實有所裨益。如果遇到脾虛濕重的患者，可用薏苡仁和黃芪熬煮，幫助健脾祛濕。

黃芪薏苡仁飲的做法

【材料】黃芪十克，薏苡仁三十克。
【做法】將黃芪、薏苡仁洗淨放入鍋內，加適量水，先用大火燒沸，再用小火燉煮四十分鐘即成。
【用法】每日一次，代茶飲。
【功效】健脾滲濕。

濕邪重的患者多伴有脾虛，所以我們加上可以健脾補氣的黃芪，一邊補氣，一邊利水。只有脾氣足了，水濕才能跑得快。這就好比我們平時給車子打氣一樣，你用的力量越大，出的氣越多。而黃芪為「補藥之長」，可以補養五臟六腑之氣，有它的助益，可以推動濕邪更快地排出。

②赤小豆，利水、消腫、可食療

赤小豆氣味甘酸平，入心、小腸經，性善下行，能通利水道，使濕熱下泄。

嶺南地區氣候比較潮濕，尤其是一遇到「回南天」（指春天氣溫回暖，濕度增大致天氣返潮的現象），衣服很難曬乾，有的牆壁和地板還會不斷「冒水」。外界的潮濕環境也會影響到身體，所以很多人因為濕氣的入侵出現眩暈、食慾下降、四肢沉重等症狀。這時候，懂養生的人便會用些祛濕類的食材煲湯喝，這其中，赤小豆就是使用頻率較高的一種食物。

我們平常吃的紅豆沙、紅豆湯，裡面用的都是普通紅豆，和赤小豆不一樣。從外形上來看，紅豆稍大，圓圓滾滾，就像我們平時吃的黃豆、黑豆一樣；**而赤小豆是細長型的，**

體型稍小，若是和紅豆放在一起，你絕對不會認錯。而且，紅豆相對容易煮爛，吃起來比較軟綿，適合熬粥。**而赤小豆很難煮熟，即使煮很久吃起來也較為生硬，所以適合煲湯喝。**

「赤小豆」非紅豆，藥用歷史久

《本草綱目》記載：赤小豆以緊小而赤黯色者入藥，其稍大而鮮紅淡色者，並不治病。所以，大家在選擇時要注意區分，**赤小豆祛濕效果更好，常作藥用，而紅豆則只供一般食用**。

赤小豆氣味甘酸平，入心、小腸經，性善下行，能通利水道，使濕熱下泄。也就是說，如果你喝了用赤小豆煲的湯後，小便會增多，體內的濕熱之氣就是透過這種方法排出體外的。

據《神農本草經》記載：主下水腫，排癰腫膿血。這提示了赤小豆的兩大功效：一是利水消腫，透過排出人體內的水濕來消除水腫；二是解毒排膿，比如當我們身體有癰腫、膿血時，就可以用它解毒。

人站立時間久了或工作勞累後容易出現水腫，這種水腫被稱為「特發性水腫」。赤小豆就特別適合各種「特發性水腫」病人的食療。《日華子本草》曾記載了一個水腫病人的簡便食方，就是用赤小豆和粳米（短而圓的蓬萊米）煮粥。赤小豆可清熱利水，粳米可益氣生津，二者煮粥具有利尿消腫的功效。赤小豆不容易煮，在煮前最好用溫水泡幾個小時，這樣豆子會熟得快點。

有些女性在經期前容易水腫，同時還伴有食慾減退、倦怠無力等脾氣虛弱的現象，這時候也可以煮點赤小豆粥，能增進食慾，改善水腫狀態。

赤小豆粥的做法

【材料】赤小豆五十克，粳米五十克。

【做法】先將赤小豆用溫水浸泡二至三小時，之後連水帶豆一起放入鍋中熬煮，將爛時放入洗淨的粳米，煮成稀粥即可。

【用法】早餐使用或早晚溫熱「頓服（一次性較快地將藥物服完）」。

【功效】利水除濕，可用於手足水腫、足癬、小便不利（排尿不順）等症。

還有個方法，是用赤小豆和鯉魚同煮，鯉魚本身也有利水作用，和赤小豆一起煮湯，可充分發揮二者的利尿消腫功效。赤小豆鯉魚湯可治療脾虛引起的水腫及妊娠水腫等，還能作為腎炎、肝硬化及腹水患者調養的膳食方。如果病人伴隨著食慾減退的症狀，還可加入陳皮、草果幫助健脾開胃。當然，赤小豆鯉魚湯只是作為食療方，有了水腫還是要去醫院檢查具體病因。

有的婦女在生產後，乳汁的分泌出現了問題，這時候也可以考慮赤小豆。宋代醫家陳自明在其所著的《婦人良方》中記載了這麼一件事。他的妻子一直吃素食，結果生完孩子都七天了，卻仍舊沒有奶水。雖然他也為妻子開了一些藥，但妻子服藥後並沒有效果。在偶然的機會下，陳自明得到了一升的赤小豆，沒想到，妻子喝了赤小豆粥後，奶水「當夜遂行」。

赤小豆通乳的作用有個條件，它適合那些血脈不通的產婦，比如有的產婦會覺得乳房脹痛，但乳汁就是出不來，這時候就可以用赤小豆。那些因為氣血不足而沒有乳汁的，就不適合用赤小豆了。

赤小豆還可外用解毒。據史料記載，宋仁宗在還是太子時曾患痄腮（流行性腮腺炎，俗稱豬頭皮），當時著名道士贊甯為其治療時，就將赤小豆磨粉後外敷，最終治癒。對於那些患有蕁麻疹或癰瘡（皮膚感染發生潰瘍）的人，如果一時沒法去醫院的，也可在家臨時用赤小豆粉加雞蛋清外敷。

♥貼心提醒

1. 赤小豆有清熱袪濕之功，所以較為適合濕熱體質的人食用，脾胃虛寒的人儘量不要服用。

2. 赤小豆是利水的，在中醫上看來利水是屬於攻邪的，這樣的方子不能常用，否則會損傷人體的正氣。

所以，當體內有濕熱、水腫時，我們可以將赤小豆作為臨時救急的食療方，但是等邪氣去了以後還是要扶正（根治），否則水濕就會捲土重來。另外，本身氣血虛弱、頭暈眼花的人，切記不要再用赤小豆「通利氣血津液」了。

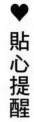

③醋泡生薑，能解打嗝、不消化

生薑溫胃，醋能活血，搭配季節、時間食用，健胃消化好。

人一到了中老年，對於事業上的追求心就會少很多。這時候更關心的是自己的身體和家庭，尤其對於老年朋友而言，吃好、睡好，有個好身體比什麼都重要。不過，這時很多老年人卻發現自己對食物沒了興趣：同樣一道菜，兒女們吃得津津有味，自己卻一點食慾也沒有，就算吃了飯，也常常覺得不消化、腹脹、愛打嗝。

這時除了去醫院就診，讓醫生診斷治療外，還可以採用食療的方法來調理。在這裡介紹一味我用了二十幾年的小方：醋泡生薑。

生薑有溫胃的功效，還可止嘔祛痰。老年人上歲數後胃腸偏弱，消化能力也變低了，有的時候容易出現腹脹、呃逆、打嗝，這時候吃點薑可以和胃、祛濕、化痰。

醋是活血的，還可以防止生薑過辣，口感較好。而且醋和糖的混合，在中醫上有句話叫「酸甘化陰」，可以潤燥。我每天吃點醋泡生薑，食慾旺盛，免疫力增強，感冒也少了。

《藥性類明》記載：生薑去濕，只是溫中益脾胃，脾胃之氣溫和健運，則濕氣自去矣。現代藥理研究也顯示：生薑中含有一種「薑辣素」，能促進胃液分泌和腸道蠕動，發揮健胃助消化的作用。

吃薑有學問，早吃晚吃差很大

民間早就有「上床蘿蔔，下床薑，不用醫生開藥方」的說法。早晨起床後嚼食少量生薑對老人養護脾胃、提高食慾很有益處。從歷史上來看，食生薑的習俗古已有之。早在春秋時期，孔子就有吃生薑的習慣，在《論語》中有「不撤薑食，不多食」之說，意思是說孔老夫子一年四季的飲食都離不開生薑，而且食用時並不貪多。孔子享年七十三歲，在春秋時代，「人生七十古來稀」，可以說是非常長壽了。我認為孔子的長壽跟他「不撤薑食」的飲食習慣有關。宋代的《東坡雜記》中也記載了一個故事，杭州錢塘淨慈寺有位老和尚，雖然已經八十多歲了，但面如幼童，「自言服生薑四十年，故不老」。

我的脾胃功能原本就不好，稍微多吃點或吃了不好消化的食物就容易胃脘脹痛，尤其是到了秋冬季節就容易犯胃病。後來，我試著食用醋薑進行調治。第一次吃，覺得這東西又辣又酸，所以配著饅頭吃了三片。沒想到，第二天上午十點左右，很少出現饑餓感的我居然覺得很餓，感覺到胃的動力了。另外，我原來排便很不規律，兩三天才排一次，總覺得要吃很多東西把腸道塞滿了才會排便。但吃了一段醋薑後，大便也逐漸正常了。如今我已堅持服用醋薑四十多年，每天早晨都有便意。

怎麼吃薑也大有學問。因為薑性溫，適量吃薑能夠刺激消化功能，吃得太多則會引起胃熱。薑的特性是發散（發汗、散熱）、生髮，所以早上吃薑最好，讓沉睡了一個晚上的陽氣重新開始活躍，能讓你在接下來的工作和學習中精神煥發，充滿活力。

一年四季中，夏天吃薑最好，能夠發揮助長陽氣的功能。而秋天不適合吃薑，因為秋天是陽氣開始收斂的季節，所以諺語說：一年之內，秋不食薑；一日之內，夜不食薑。不過也並非絕對如此，例如：感冒初期，就可以多吃點薑而不用管季節與時辰。

另外要注意：心煩氣躁、身體消瘦、高血壓，或者經常口乾口苦、便秘如球的人應少吃薑。

醋泡生薑的做法

【材料】鮮薑、山西（鎮江）米醋、糖適量。

【做法】鮮薑連皮切薄片後放入罎子或瓶子中，倒入米醋（米醋一定要蓋過薑片），放入糖，密封三天。

【用法】每天早飯後吃一至二片。

【功效】適合脾胃虛寒，吃完胃脹、打嗝，或有膽石症的患者。

♥貼心提醒

如果胃酸過多，就不要用醋泡生薑了，可以把生薑切成細絲或薑末後再食用。

④冬瓜，消暑濕、治水腫、老少宜

不管是炒食、生醃、鹹食，冬瓜做法花樣多，冬瓜子還能補腎呢！

冬瓜是夏季我家餐桌上最常見的蔬菜之一。《隨息居飲食譜》記載：冬瓜清熱除煩，養胃生津，滌穢，利水。如果因為暑熱，家人變得口淡、口渴、煩躁、尿黃時，就可以做上幾次「荷葉煲冬瓜」，這款煲湯清熱而不傷脾，利水而不傷陰，一家老少皆可食用。

荷葉煲冬瓜的做法

【材料】新鮮荷葉二塊，老冬瓜一千五百克，炒扁豆十二克，薏苡仁十二克。

【做法】將這些食材洗淨，炒扁豆和薏苡仁可以用清水浸泡片刻。冬瓜連皮切成大塊後與荷葉等食材一起放入砂鍋或瓦煲內，加清水一千八百毫升，大火燒沸後，改用小火繼續煲二個小時左右，最後加入適量的鹽或者糖調味即可。

【用法】這是三至四人的用量，可根據情況每日或隔日飲用。

【功效】清熱利濕。

♥貼心提醒

煲湯時冬瓜切記不要去皮，因為冬瓜皮的藥用效果比冬瓜肉更好，這樣做可以充分利用冬瓜的保健功效。

或炒或醃或鹹食，從皮到子各有千秋

除了煲湯之外，冬瓜還可炒食、生醃。過去因為蔬菜缺乏，人們在吃冬瓜時為了不至於太過膩煩，總是將它變換花樣。在各種食用方法中，有一種是將它與麵粉一起做成主食，被稱為「鹹食」。方法也很簡單，就是將冬瓜切絲後與麵粉、雞蛋、蔥花和水攪和成糊狀，用平底鍋或者電烤爐雙面煎成焦黃色即可。吃時可蘸上蒜蓉和醋做成的調味料，別有一番風味。

很多人在處理冬瓜時直接把冬瓜子和瓤扔掉了，實際上它們的作用非常大。**凡是植物的種子，它的功效一般都能往腎臟走。冬瓜子也是走腎臟的，但它不是補腎，而是幫助腎臟排出濁水**。冬瓜子祛的是「濁水」，是體內炎症和感染引起的；這種水是混濁的，帶有顏色。比如說：黃痰、小便赤黃、女性白帶發黃都屬於此類。

冬瓜子偏涼性，直接吃容易拉肚子，最好的方法就是將其搗碎之後，加水煮十五至二十分鐘，加糖飲用。不過，這個方子是在體內濕熱很重的情況下。如果只是身體有炎症，或者小便、白帶發黃，最好是先把冬瓜子炒黃了再煮水喝，以便減弱其寒性。

對於家中的老人或者肥胖者，將冬瓜皮曬乾加荷葉一起泡茶喝，可以發揮降低血脂和減輕體重的作用。這是因為冬瓜含有能夠抑制糖類物質轉化為脂肪的成分，還富含膳食纖維，能抑制腸道對脂質及糖分的吸收，因此有防止體內脂肪堆積、消肥降脂的功效。

⑤參苓白朮散，養氣育神藥力久

此藥平和，適合脾胃虛弱者服用，久服還能養生美容又保健。

五臟之中，所有的水濕代謝都離不開脾的運化。如果一個人舌色淡、舌苔有白膩感，長年大便不成形，稍微吃點油膩食物就會拉肚子，大便中有未消化之物，這種情況多屬脾虛濕盛，適合吃點參苓白朮散。

「參苓白朮散」是宋朝官方藥典《太平惠民和劑局方》中的一個方子，後來做成藥丸，大量生產至今。「丸者，緩也」，丸劑吸收緩慢，藥力持久，適合作為長期保健藥使用。

「參苓白朮散」能治什麼病呢？《太平惠民和劑局方》說：脾胃虛弱，飲食不進，多

困少力，中滿痞噎，心鬆氣喘，嘔吐泄瀉，及傷寒咳嗽。此藥平和，久服能養氣育神，醒脾悅色，順正辟邪。由此可以看出：「參苓白朮散」不但能治療一些脾虛挾濕之證，還能久服作為養生美容保健。

我平時常將「參苓白術散」作為脾虛濕證的鞏固治療，不管是兒科疾病，還是內科雜病，只要這些疾病符合**脾虛濕盛**的特點，用「參苓白朮散」往往都能獲得不錯的效果。

參苓白朮散組方

人參、白朮、白茯苓、山藥、蓮子肉、薏苡仁、白扁豆、砂仁、桔梗、甘草

我們可以看到這方子的白朮、人參、白茯苓是健脾名方「四君子湯」的前三味藥，山藥和蓮子肉可以加強「四君子湯」的補脾作用，還有澀腸止瀉的功效；薏苡仁、白扁豆有健脾滲濕的作用，另外加上砂仁可以醒脾和胃。**最重要的還有桔梗，它既不是補氣的，又不是滲濕的，但卻發揮了非常關鍵的作用**。

桔梗能升氣，可以使清陽上升，在補氣的基礎上加上桔梗可提高療效，達到健脾止瀉的作用。甘草健脾和中，調和諸藥。諸藥合用，一起發揮了「益氣、健脾、滲濕」的功效，使「脾」氣可以飽滿運作，濕邪便可以順利去除。

從這個配方分析，大家會發現：古人擬製一個方子是很不容易的，其間絲絲入扣，有著嚴密的思路和邏輯。

小劑量、棗水送服更有效

有的人發現，在服用參苓白朮丸一段時間後，感覺身體並沒有什麼變化。為何這麼精妙的一帖古藥方，服用後卻沒有效果呢？多半是服用方法出現了問題。

現在市場上的「參苓白朮」都是藥丸，這種小粒的藥丸特別結實，如果這個人本身脾胃消化不好，服藥後這些藥物也很容易經過長久時間仍無法消化。所以，我建議參苓白朮丸用「煮棗」的熱水送服。大棗有補脾的作用，有些藥物就直接和大棗一起做成藥丸，方便患者服用。

煮棗的時候，不能只煮到水滾，煮的時間要長一點。這樣，把參苓白朮丸放在熱棗湯裡服用，就容易消化多了，也容易被人體吸收。用量上，雖然說明書上寫一次六克，每天二至三次，但我在臨床上發現：一次三克，每天二次，小劑量地長期服用，效果更好。

參苓白朮丸服用法

【材料】參苓白朮丸三克，紅棗五顆。
【做法】紅棗用清水煮沸後，小火煮三十分鐘；將熱棗水倒入碗中，再放入藥丸，待藥丸溶化後即可服用。
【用法】每日二次。

♥貼心提醒

服藥一段時間後，大家可能會發現：食慾很自然地變好了！這時，可不要馬上就盡情地大快朵頤，如果因為這樣增加了脾的負擔，就可能前功盡棄。

平日飲食，吃個八分飽就可以了，也不要過量食用肉類。

能改善腫瘤患者的放化療副作用

我在臨床上發現，經過放射線治療或化療後的腫瘤患者，在服用「參苓白朮散」後，能有效地改善他們因為放、化療而出現的噁心、食慾差、疲乏無力等副作用。

我有個朋友是專治腫瘤的西醫，恰好收治一個患者是名教師。這個患者原來是直腸癌，檢查出癌症時已經很嚴重了，後來病灶轉到肝臟。在經過手術切除了部分肝臟和部分直腸後，接著要進行化療。當時，患者的情況不太好。一是食慾不好，每天排便兩三次，體力下降得特別厲害；二是精神壓力大，整個人看起來沒有精神。身為主治醫師的朋友擔心患者在身體這麼虛弱的情況下，承受不住化療，所以希望我能用中藥配合著調理一下，透過中西醫結合的方式，減輕病人的痛苦，延長患者的壽命。

當時，我看過患者後，用的就是「參苓白朮散」，裡面還加了可以和胃的「蘇葉」，綜合調理他的脾胃功能，保護他的免疫功能。這個患者服藥後，一些化療會產生的噁心嘔吐、食慾差、掉髮等副作用變得很小，體力也恢復得不錯。中醫有藥食同源之說，參苓白朮散裡的很多藥都是可以食用的，比如：山藥、薏苡仁、蓮子肉等。老人家年紀大了，脾胃功能減弱，消化不好，這時候可以用參苓白朮散裡的幾味藥做成藥膳食用。

扁豆蓮子薏苡仁粥的做法

【材料】白扁豆、西洋參、蓮子肉、薏苡仁、粳米適量。

【做法】將白扁豆、西洋參、蓮子肉、薏苡仁用冷水浸泡二至三小時。先將西洋參加水煮沸，再把粳米、白扁豆、蓮子肉、薏苡仁一起放入，煮到比較黏稠時為佳。

【功效】滋陰補氣，提高脾胃消化功能。

♥貼心提醒

做藥膳的時候，也可以用不銹鋼鍋，不會影響藥效。

⑥夏季去濕，荷葉綠豆、三仁粥都好用

夏天養脾胃去濕熱，冬瓜、薏苡仁、赤小豆、綠豆、白扁豆、蔻仁等，都是養生好食材。

夏季如果只是熱，我們好像還能忍受，但是如果加上濕變成了悶熱的天氣，就讓人非常難以忍受。每當這種天氣偏多的時候，中醫門診就會有很多「濕困脾土」的患者求診，他們大多有食慾減退、飯後不消化、渾身倦怠、心煩意亂的情形。其實，這些不適就像身體給我們的小提醒，只要稍加調養，就能整體提升身體的健康程度。而要抓住這個提升自己健康的機會，首先就要明白：又濕又悶熱的天氣，為什麼會讓人這麼不舒服？

長夏伏天，是養脾胃、祛濕邪的時節

「濕邪」其實是夏季常見的一種致病邪氣。更準確地說，濕邪最常出現在長夏的季節。若問這一年有幾個季節，小孩子都知道是春夏秋冬四季。不過，在中醫理論中，為了與天之五行、人之五臟、地之五氣等相配，會將一年分為：春、夏、長夏、秋、冬五個季節，分別與肝、心、脾、肺、腎五臟相匹配。**「長夏」涵蓋了小暑、大暑、立秋、處暑四個節氣，與脾相通**。為什麼呢？

我們看，長夏的時候由於氣候炎熱，雨水偏多，因而土地醞釀的蓬勃生機，讓很多植物長得很繁茂。這一點與脾主運化、化生精微、補給全身的作用類似。另外，脾的習性就是喜燥惡濕的，而長夏時節，陰雨連綿、空氣潮濕，最容易出現「脾虛濕困」的現象，表現為脘腹脹滿、食慾減退、口淡無味、胸悶想吐等症狀。所以，在長夏伏天是養脾胃、祛濕邪的時節。

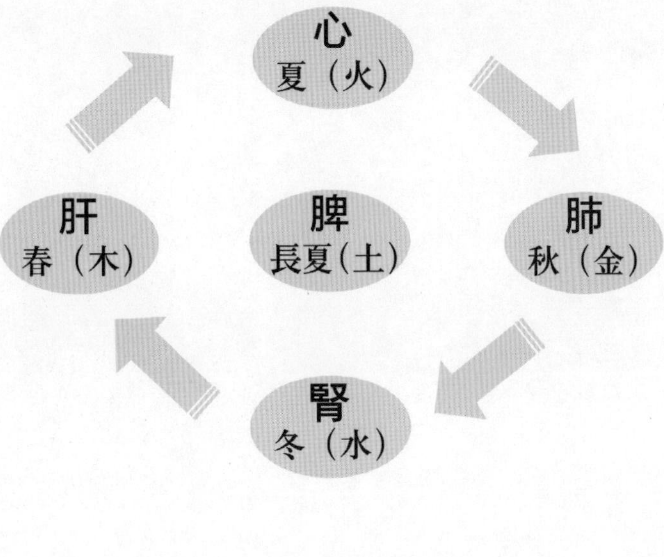

在悶熱的天氣下，人體為了調節體溫就會排汗，排汗的時候帶出的不僅僅是水分，還有身體的能量、熱量（中醫稱之為氣）也透過皮膚（中醫稱為氣門）往外排。能量少了，身體自然就會感到疲勞。而且，出汗後，我們會喝很多水來補充體液，胃液也會因此被稀釋，從而降低了人的消化能力。所以，很多人在夏天會覺得缺乏活力，沒有食慾。

荷葉綠豆飲，解暑又醒脾

夏天如何養脾胃去濕熱呢？我們可以多多選用有**燥濕利濕功效的食物**，例如：冬瓜、薏苡仁、赤小豆、綠豆、白扁豆、蔻仁等。我們可以用薏苡仁、赤小豆熬湯，也可用冬瓜與排骨煲湯。

冬瓜皮也是個好東西，可以把冬瓜皮和冬瓜一起煮水，利水滲濕的作用更強。

夏天也可以多食用扁豆，很多人喜歡做扁豆肉絲燜麵。在這裡提醒大家一下，若是想要利用扁豆化濕的作用，肉類最好不要選用豬肉而是選用牛肉。

西瓜是夏天常吃的水果，也可以把西瓜放在冷水裡泡一泡，最好不要放在冰箱裡，以免溫度過低損傷脾陽。西瓜翠衣（西瓜白皮的部分）也是健脾利濕的食材，夏季時將其做成涼拌，吃起來清清爽爽也非常不錯。

對於夏季的暑濕，我這裡有個解暑「**醒脾開竅**」的方子，遇到炎熱的天氣，可以用來解暑。

荷葉綠豆飲的做法

【材料】綠豆衣六克，荷葉六克。

【做法】將綠豆衣、荷葉洗淨，放入鍋中，加水煮開，湯色變綠即可。

【用法】代茶飲。

【功效】清熱消暑，益氣健脾，升清降濁，解毒生津。

♥貼心提醒

綠豆衣就是綠豆皮，如果在中藥房買不到綠豆衣，也可用綠豆代替。

綠豆衣和荷葉這兩個藥物相搭配，一升一降。荷葉是升的，能升人的輕清之氣；綠豆是降的，有辛涼解暑的作用。這兩種藥熬煮後，荷葉在上面飄著，綠豆衣在下面，顏色碧綠，給人一種心曠神怡，很清爽的感覺。

在夏季有暑熱的人，看見這個就有想喝的慾望。喝的時候，既可以溫著喝也可以涼著喝：有火的人要涼著喝，拉肚子有寒氣的人要溫著喝。

雨水多的日子，要喝三仁粥

在**夏天雨水較多的時候**，濕邪導致眩暈、腹瀉的人就會比其他時候多。**這時夏天常用的綠豆湯就要少喝，否則容易使脾胃的濕氣過重，阻滯人體氣機樞紐的運轉**。那麼，我們該如何保健呢？我在這裡推薦一款粥品——三仁粥。

「三仁粥」其實是根據清代名醫吳鞠通的「三仁湯」變化而成。原方由杏仁、白蔻仁、薏苡仁，加上半夏、竹葉、厚朴、通草、滑石這幾味藥組成，藥方記起來也很有意思：三人爬竹竿，撲通滑下來。

「三仁湯」是治療濕溫初起，邪在氣分，濕重於熱的主要方劑。凡是臨床上出現以胸悶、午後身熱、體倦身重、舌苔白膩、脈濡（脈搏浮細無力）等為主要表現者，就可以使用本方，並視患者情況加、減藥材予以治療。

吳鞠通把人體「橫向」地分為：上、中、下三焦。三焦是人體氣血津液的通道，人體營養物質的吸收和廢物的排出都在三焦這個大場所進行。

我們說「長夏」的氣候有兩個特點：一是濕，一是熱。如果濕熱侵襲了人體，經常會形成彌漫三焦之勢，這時候濕熱不是單純地在上焦或在中焦、下焦，而是充斥在臟腑之間。

這時候怎麼辦呢？吳鞠通認為，濕與熱相合好比油與麵合，膠結難分，如油入麵，因為熱在裡面，濕在外面，所以先祛濕後清熱（濕退熱孤）。如何祛濕呢？吳鞠通發明了宣上、暢中、滲下三位一體的祛濕法，擬出了「三仁湯」這個方子。先是針對三焦不同的位置，給予相應的藥物去宣暢三焦，這樣一來，三焦的水道

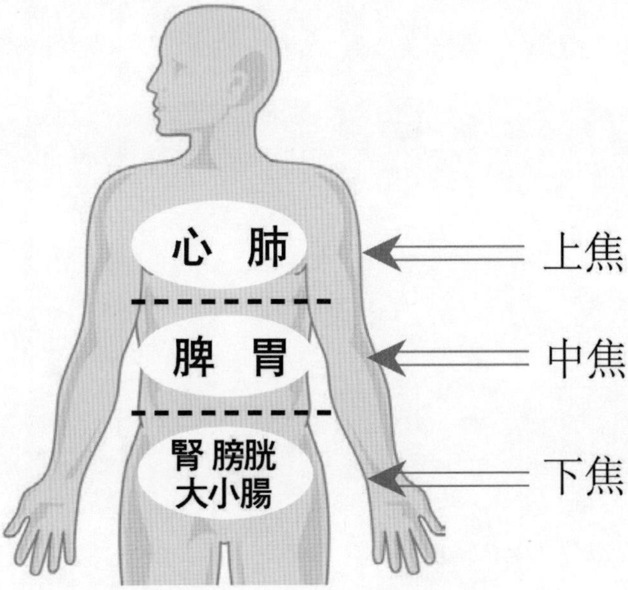

通暢了，濕邪就能暢通而去；之後，藥方中又結合了一些少量輕度的清熱藥材，達到「祛濕清熱而不至於生寒」的治療效果。

三仁湯組方

杏仁、薏苡仁、白蔻仁、厚朴、通草、滑石、半夏、竹葉

杏仁可以在上焦開肺氣；薏苡仁可以瀉下焦濕邪。

白蔻仁是什麼呢？大家在菜市場賣乾貨的地方能看見它的身影，當然中藥房和超市也有賣。白蔻仁經常被當作香料使用，有些人喜歡在燉肉時放一點兒。中醫認為，白蔻仁辛溫芳香，可以醒脾，入中焦。脾被濕困住了以後不通暢，不能進行運化作用，而白蔻仁則可以讓脾醒過來工作。

因此，使用這三味藥後，上焦開了，中焦醒了，下焦利了，剩餘的幾味藥也配合著**君藥**（主要藥材），一起協同作戰，便把濕熱之邪從三焦清理出去了。

「三仁湯」對於祛除三焦濕邪、調理脾胃功能有顯著的功效，不過，這畢竟是藥方，使用時須經正規醫師辨證加減。作為日常保健之用時，大家可以把「三仁湯」替換為「三

仁粥」，尤其是在夏季濕熱的天氣下，對健康很有幫助。

三仁粥的做法

【材料】薏苡仁三十克，粳米五十克，白蔻仁六克，炒杏仁五克。

【做法】炒杏仁去皮、尖後剁碎；白蔻仁剁碎。將薏苡仁和粳米一起熬粥，起鍋前五分鐘，放入炒杏仁碎、白蔻仁碎。

【用法】每天一至二次，連服三至五日。

【功效】升上、暢中、利下，幫助身體在暑濕中恢復平衡。

♥貼心提醒

杏仁可以潤肺散滯，但是因為苦杏仁的種皮和胚芽部分含有劇毒氫氰酸，所以食用時一定要去除皮、尖。這三仁相配可以發揮升上、暢中、利下的作用，幫助身體在暑濕中恢復平衡。

⑦藿香正氣散，祛除濕邪千年良方

這味源自宋朝的藥方，
主要由廣藿香、蒼朮、蘇葉、白朮等十味藥組成。

一說到「藿香正氣散」，大家都知道這是治療夏天拉肚子的藥方。這個藥方源自宋朝醫書《太平惠民和劑局方》，是當時官方確定的成方，主要由廣藿香、蒼朮、蘇葉、白朮等十味藥組成。雖然距今已有千年，但它依舊是人們心中的經典良藥。

藿香正氣散的作用是什麼呢？就是當「外感風寒、內有濕」的時候，可以用它來散寒祛濕。藥名裡的「正氣」在這裡是「糾正不正之氣」的意思。每年的三月到九月，雨水比較多，很多人因為天氣或飲食原因感染了濕邪、風寒，這就叫「不正之氣」。而**藿香正氣散就可以弘揚正氣，祛除這種邪氣，解決身體因此出現的感冒、咳嗽、胃腸功能紊亂等一**

系列的症狀。

有的人可能會納悶，這個藥不是祛寒濕的嗎？可是夏季天氣熱，有濕也是暑濕，為什麼要用藿香正氣散呢？

其實，這個跟人在夏天的生活習慣有關係。炎熱的時候，大家都希望能涼快點，古人雖然沒有冰箱、冷氣等現代科技的幫忙，但也有冷飲。早在周代，人們就開始在地窖裡儲存冬天的冰塊以備夏用；在宋代時，就已經出現了刨冰。那時很多人家裡都有水井，有的人渴了就直接取冰涼的井水喝，或者用井水冷一些瓜果來吃，還有人為了貪涼直接在地上鋪一層席子就睡覺。本來因為天氣炎熱，身體出了很多汗，皮膚毛孔都是打開的，這時候喝了冷水、睡了涼席，就容易招惹上寒濕邪氣。

現代科技這麼發達，尤其是冰箱、空調的普及，讓人在炎熱的夏季很容易變得涼快起來。當我們從外面回到家中或者辦公室，本來渾身大汗，濕氣重，這時候空調冷風一吹，寒邪攜著濕邪就容易滯留在體內。遇到這類患者時，我也會叮囑他們少吹空調，少喝冰涼飲料。

有的病人說：「夏天這麼熱，家裡實在少不了開冷氣啊！這要怎麼辦？」我跟他說，如果實在太熱，冷氣也可以開，但是一定要注意時機。如果你從外面剛回到家中，身上還都是汗呢，這時候要先把汗擦乾淨，靜待一會兒，給身體一個過渡的環境，然後再開冷氣。冷氣溫度不宜調得太低，也不要直接對著人吹。

藿香正氣散，專治寒濕感冒

有這麼一個學生，中午放學回家時因為天氣太熱，出了很多汗。他又熱又渴，於是就買了冰涼的礦泉水，連喝了兩瓶才解渴。結果回家後，就開始拉肚子、發燒，喉嚨也變得又乾又痛。他的母親覺得夏季拉肚子，應該是中暑了，要吃點藿香正氣散。沒想到，這個學生吃藥後症狀不但沒有緩解，反而發燒得更厲害了，而且還變得口乾舌燥。

很明顯的，這是吃錯藥所導致的後果。這個學生因為天氣太熱、汗出太多，先是受了熱，然後又傷了津液，所以口乾舌燥、喉嚨痛。再加上他本身脾胃虛弱，所以喝了冰涼礦泉水後開始拉肚子。這個病本來是熱證，要解暑清熱，而「藿香正氣散」治療的是寒濕感冒，它是溫熱藥，在這裡用簡直是火上澆油。

大家一定要記住：如果在夏季中暑，單純只是因為高溫所致；或是有了喉嚨痛、口乾舌燥的情況，就不要用藿香正氣散了。

「藿香正氣散」治療寒濕感冒的效果很好，適用於：外感風寒、內傷濕冷的患者。當你因為貪喝冷飲、長久吹冷氣而引起的頭痛、發熱無汗、食慾減退、嘔吐腹瀉等症狀時，就可以用「藿香正氣散」來治療。**這種感冒，一般來說發燒不明顯，舌苔多有白膩，伴隨著食慾減退、腹脹的症狀**。

「藿香正氣散」不僅僅用在夏季，只要是外感風寒、內有濕濁的疾病，都可用它加減治療。我曾經治療過一位七十六歲高齡的老人，這個老人愛喝濃茶，一天喝水近兩個保溫瓶。春節前，他因為外感風寒燒到39.5℃，後來雖然打了紅黴素點滴後體溫降到正常，但不久體溫又上升到38.5℃。此後，他每天上午體溫較低，在38℃左右，午後就會增至39℃。我細細詢問了他的病情，發現他雖然有發燒的症狀，但惡寒喜暖，納少便溏（食量少、大便稀薄），肢體痠楚疼痛，苔白滑。總之，一派外感風寒、內兼痰濕之象。所以，當時我給他開了「藿香正氣散」，去掉大腹皮、炒白朮，加桂枝和杏仁。僅服三劑，這位老人的體溫就降回正常。

「正氣水」、「軟膠囊」，該用哪味？

現在市場上銷售的「藿香正氣」類的製劑很多，比如：藿香正氣水、藿香正氣丸、藿香正氣軟膠囊、藿香正氣口服液等。我們剛才說的藿香正氣散是它們的鼻祖，散劑就是把中藥打成粗粉，這樣煮起來一是可以節約藥材，用量小；二來可以充分地提取藥材中的有效成分。只不過，散劑不方便保存，所以現在已退出歷史舞臺。

「藿香正氣水」是平時最容易買到的一種劑型，它在製作過程中使用了一定濃度的酒精作為溶媒。酒精一方面可以使中藥更完整溶解，並具有一定程度的防腐效果。

另外，酒也是藥品，可以行氣活血。**在諸多的相關藥劑裡，「藿香正氣水」的效果最好**。不過，因為它裡面含**40%～50%**的酒精，所以如果要開車最好別喝，否則會被測出是酒後駕車。老人和孩子也不宜服用。

喝過「藿香正氣水」的人都知道，它的辛辣味很濃，胃不好的人在服用時可以加點水。先將藥水倒入杯中，再沖入約三十毫升的熱水趁熱服用，等十分鐘左右再喝一杯熱水，服藥後應避免吹風。

「藿香正氣軟膠囊」是現代的新劑型，容易吞嚥，方便攜帶，吸收速度也比較好。臨床上較為推薦。

「藿香正氣口服液」是將藥物煎煮去渣取汁後製成的液體劑型，所有的口服液都加入了一定的糖分，所以它的口感較好，但是藥物含量小，比較適合老人和兒童服用。

「藿香正氣顆粒」是沖泡劑，也含有一定的糖分，口感較好，只是和「藿香正氣口服液」一樣藥力較弱。

「藿香正氣丸」是散劑的變型，丸劑類的藥物藥效比較和緩，藥力持久，不過起效較慢。

大家可以根據自己的需求來選擇，如果不開車，沒有酒精過敏，能忍受辛辣，可首選「藿香正氣水」。此外，**服藥期間不要吃甜食、生冷、葷腥等容易生濕的食物，以免影響「藿香正氣水」的祛濕效果。**

⑧艾葉，除寒濕的「純陽之品」

艾蒿有祛寒、除濕、通經絡的作用，而它的葉子就是艾葉，有溫經散寒的功效。

每年的端午時節，民間除了吃粽子、賽龍舟的習俗外，還有掛艾蒿的傳統。艾蒿通常生長在光照較為強烈的向陽面，又是在每年陽氣處於上升階段的端午採摘，所以是純陽之品，有祛寒、除濕、通經絡的作用。

艾蒿的葉子就叫艾葉。《本草綱目》記載：凡用艾葉需用陳久者，治令細軟，謂之熟艾。若生艾灸火則易傷人肌脈。

儲存時間超過一年以上的乾艾，藥力綿厚，若是將乾艾搗成絨狀就可以做艾灸使用。

臨床上，艾葉可以單用，也可以製成艾條、艾炷以作灸用，還可以用其他中藥組成湯藥、藥丸，如婦科中的「艾附暖宮丸」、「膠艾湯」等方中均有艾葉。

有一位二十多歲的男性患者，最近三年的時間，他的腰薦骨、膝關節和足跟經常疼痛，去醫院後被診斷為類風濕性關節炎。患者說，自己出生時父母的年紀都比較大了，所以，他從小身體就不太好。入冬後的天氣越來越冷，他的疼痛也加重了。我讓他脫了鞋，察看其足跟部雖然疼痛明顯，但不紅不腫。他的面色較為晦暗，舌苔薄白，脈沉弦緊（像緊繃的弦），綜合分析，我發現他是先天不足，寒濕內侵。於是，開處方：右歸飲、麻黃附子細辛湯加減化裁（變化）。除此之外，我還建議他每天晚上用艾葉煮水泡腳。因為艾葉有溫經散寒之功效，泡腳後可以輔助去除體內寒濕，幫助身體恢復。如果確定是寒濕引起的關節不適，也可直接用艾條艾灸，熏烤疼痛部位，化解寒濕，原本疼痛的位置就會變得暖烘烘的。

泡腳除濕，還可溫經絡

白天忙了一天，到了晚上，我喜歡泡泡腳。尤其是在冬天，用一盆熱水泡泡腳，讓全身的氣血都隨之流動起來，實在是一件很享受的事情。而且，在泡腳的時候，血液是下行的，像我白天時看病、看書、改稿子，大腦始終處於興奮、緊張的狀態；但泡腳時，頭部的血液流向變了，人就容易入靜。**泡腳的同時，還可以在水中加入一些藥材，比如有高血壓的可以加入槐花，有風濕病的就可以加入花椒、艾葉。**

我們可以把艾葉水放入保溫瓶中保溫。將一部分先倒入盆中，稍涼後就可泡腳，水要是不熱了，我們可以繼續加瓶中的艾葉水。**泡腳以微微出汗為宜，不要大汗，因為大汗傷陽，得不償失。**如果是在夏天泡腳，水溫不可以過高，時間也不可過長，快要出汗時就要停止泡腳了，但可以多按摩一下足底。

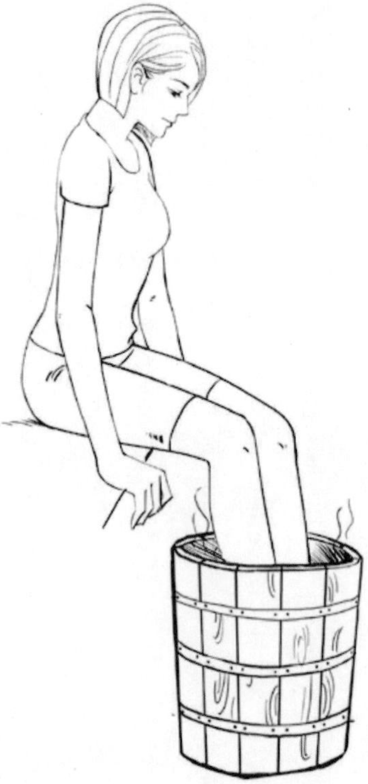

艾葉浴足方

【材料】艾葉五十克。

【做法】將艾葉放入沸水中煎煮約十五分鐘，待水溫稍低後，就可以把腳放入藥液浸泡，每次十五至二十分鐘，水涼後可加入熱水。

【功效】理氣血，逐寒濕，溫經絡。

人的足底有很多經絡和穴位，肝經、脾經和腎經都從足部循行全身。當我們用艾葉煎劑泡腳時，藥中的有效成分就會透過這些經脈穴位進入人體臟腑中，從而達到「祛濕散寒」的目的。泡腳時，兩隻腳也可以相互揉搓，以使艾葉的有效成分更好地滲透。有一種滾輪式的足底按摩器，泡腳後也可以在上面滾上一百次左右。

很多人泡腳的時候喜歡看電視、玩手機、看報紙，我不建議大家這樣做。為什麼呢？**泡腳的時候就專心泡腳，只有精神放鬆，才能減輕大腦興奮，讓自己更靜心；否則一邊看電視或看報紙，那不叫泡腳，而是洗腳。**

過去我跟病人說，泡腳的時候別看電視，要專心泡腳。病人來了句：「哎呀，我一想明天還有很多操心的事呢，就沒辦法專心。」如何才能更專心呢？有個病人是這麼做的，他下面泡著腳，上面雙手練毛筆字，透過這樣的方法來練習自己的專心度。慢慢心靜了，不再想東想西，泡腳也就能更專心了。

艾灸驅寒邪，也可治急症

最近幾年，利用艾灸保健養生的人越來越多。灸時，艾草燒得比較慢，雖然煙霧會往上走，但燃燒時的熱卻會透過肌膚到達經絡。濕為陰邪，非溫不化，透過艾灸可以溫通經脈，驅散寒濕邪氣。

幾十年的臨證經驗使我深深體會到，對於一些急證、實證，尤其是痛證，比如：頭痛、痹痛、中寒腹痛等，單用針刺或者隔蔥灸、隔薑灸、隔鹽灸等外治方法，就能收到立竿見影的效果。即便是一些虛損性的疾病，如果針灸與藥物配合得當，也能明顯提高療效。

我治療過一個痛經的學生，她因為在經前喝了大量的冰水，致使經期到來時胃脘冷痛，小腹疼痛劇烈。當時煎取中藥較為費時，緊急情況下，我先針刺中脘、關元、三陰交等三穴，之後在中脘穴、關元穴上加灸十五分鐘，三陰交穴上加灸10分鐘。針刺後，這個學生的疼痛就緩和了，艾灸後更是四肢轉溫，腹中覺得溫和，痛經也消失了。

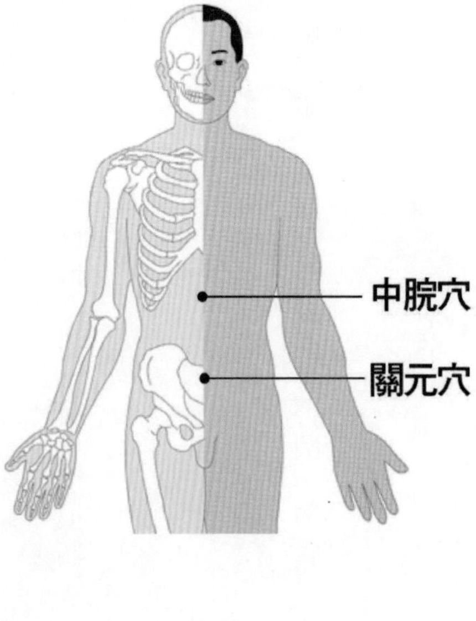

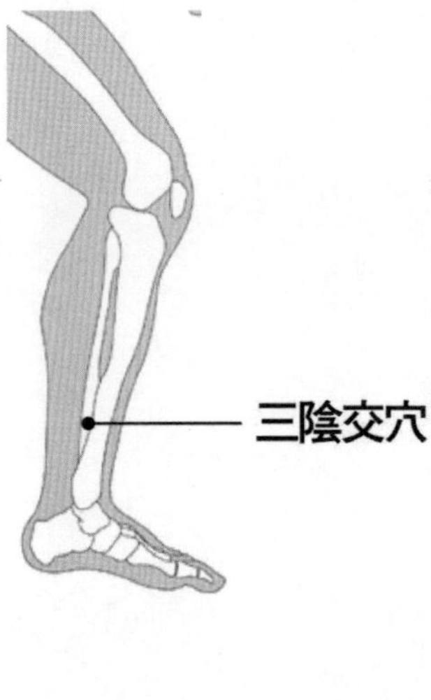

針後加灸能夠增強溫經散寒、活血解凝、止痛之力，所以這個學生的痛經才能這麼快解決。對於那些因寒引起的痛經者，可以艾灸中脘穴、關元穴和三陰交穴。

我們日常保健時，可以採用「隔鹽灸」和「隔薑灸」的艾灸方式。

「隔鹽灸」是把炒過的鹽填在肚臍，與腹部平齊，然後把艾絨捏成圓錐形的艾炷放在鹽上，拿香點燃艾炷，等到肚臍處有灼痛感時，更換艾炷再灸，一般每次可灸五至十壯（一壯就是一個艾炷）。**脾胃虛寒、怕冷的人可以嘗試這種辦法。**

「隔薑灸」與「隔鹽灸」的方法差不多，可在薑片上用牙籤扎上一些小孔，放到穴位上，再將艾炷放上點燃。比如，有的風濕病患者腿關節覺得冷痛，用手捂著或者放熱水袋就會好一些，這種情況就可以用「隔薑灸」。當你感到有點燙時，不管艾絨燒到什麼程度，都要把它夾走，以免燙傷。

還有一種方法是用「艾條懸灸」，手持艾條在距離皮膚二公分左右的地方「懸空灸」，這個方法雖然效果不如隔薑灸和隔鹽灸，但是操作更為方便簡單。為了防止大家燙傷，現在市場上也出現了一些艾灸用具，比如艾灸盒、隨身灸之類的，大家可以根據自己的情況選用。

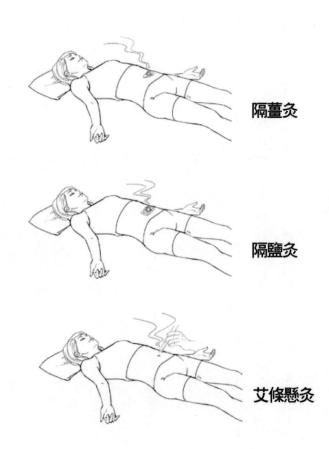

隔薑灸

隔鹽灸

艾條懸灸

♥貼心提醒

若是體內有熱，就不要用艾灸了，否則身體會因此火上加火，更加不適。體內有熱的人也很好區分，這類人通常比較容易口乾，不喜歡熱水而喜歡喝點冷水，小便黃赤，大便乾燥，自覺手腳很熱。

第四章

九大常見疾病的自我調治法

很多疾病雖然算不上大病，卻總是反反覆覆地發作。這多是由於體內濕邪與其他邪氣相互勾結，以至於疾病糾纏不清。若能將體內的濕邪驅逐出去，我們的身心也會因此變得光明燦爛。

①吃藥胃疼，不吃藥頭疼，該怎麼辦呢？

中醫認為腦為元神之府，依靠清陽之精氣的滋養，才能使頭腦思維敏捷，神志正常。

現代人生活節奏比較快，壓力不斷增加，很多人出現頭痛、頭暈、頭脹等頭部的不適感。頭痛看似小毛病，但疼起來也是非常折磨人的，甚至有人為此長期服用止痛藥。止痛藥容易影響人的消化系統，引起胃部潰瘍，以至於到最後形成「吃藥胃疼，不吃藥頭疼」的局面。有了頭痛問題，我們還是要去尋找它背後的病因，而不是盲目止痛。

大家想想，如果你家裡的電燈不亮了，這時候你會怎麼做呢？首先要檢查是不是停電了，雖然是燈不亮，但問題不一定出在燈上。頭痛也是如此，不能因為問題出在頭上就只關注頭部，而是要結合病人的其他症狀綜合判斷。**中醫把頭稱為諸陽之會，把腦稱為髓之**

海，五臟六氣的氣血皆上注於頭面。所以，當五臟六腑出現問題時，都有可能引起頭部的疼痛。

痰濕、痰濁，各有病因

有些頭痛的原因很容易找到，例如騎車吹到風了或是穿得少凍著了，出現了感冒頭痛、流清鼻涕的症狀，這類頭痛是外感風寒引起的，可以用川芎和茶葉一起泡茶飲用趕出風寒之邪，頭痛的問題就解決了。但是有的頭痛，往往拖延日久，如果去醫院做CT（電腦斷層攝影）、腦波檢查又沒發現什麼異常，這種情況下的頭痛病因就會比較複雜，可能是肝陽上亢、氣血虛弱、瘀血阻絡引起的，也有可能是「痰濕上蒙」的原因。

中醫認為腦為元神之府，依靠清陽之精氣的滋養，才能使頭腦思維敏捷，神志正常，對身體各部位傳來的資訊才能發出正確的指令。但有一種人因為痰濕壅盛，阻礙了清陽之氣的溫養，使「痰濁害清」，極易染上「痰濁上蒙型」頭痛，頭腦昏昏沉沉的，頭痛頭重。這時候的頭部發緊，像拿個帶子勒住了一樣，或者像包了層頭巾，頭部發蒙（悶）。

這種類型的頭痛患者，往往體型比較豐腴，平時飲食不節，喜歡吃甘甜肥膩的食品，過量飲酒或者濃茶，導致脾胃運化功能失調，水液代謝異常，瘀積體內變生痰濁。痰濁阻礙了清氣的上升，就像烏雲蔽日一樣，於是頭腦就昏昏沉沉。對於那些濕濁引起的頭痛，症狀稍輕一點的病人，可以喝點三仁茶。

三仁茶服用法

【材料】炒杏仁九克，生薏苡仁三十克，冬瓜仁十克，薑二片。

【做法】將所有材料洗淨後，加水一起煎煮。

【用法】代替茶水，可以多喝。

【功效】清熱祛濕，通利水道，適用於頭重發蒙，尤其是陰天加重者。

♥貼心提醒

冬瓜仁不可以直接吃，要打碎後再煮水。

人體水液代謝就像是一種系統工程，不是某一個臟器就能完成的，所以在清利水濕時也要顧及整體。炒杏仁是入肺經的，可以宣肺理氣，還能祛濕；生薏苡仁可以瀉下焦濕邪；冬瓜仁入肺、大腸經，對上下的濕邪都有作用，可以利水消腫。這個「三仁茶」飲用後，可以通利水道，排出濕邪，減輕頭重的症狀。

一九七六年我診治過一個三十八歲的韓國患者，犯頭痛病已經八年。一九六九年，他的頭部受傷之後，一直頭痛，晚上失眠多夢，由家屬陪同到北京來治療。患者體態肥胖，步履不穩，手足顫動，舌頭麻木，連話也說不清楚。他的家屬也說，他平時喜歡吃肥膩的食品，還愛喝酒抽菸。這種就是「痰濁上蒙型」頭痛。他平時的飲食習慣導致痰濁瘀積在體內，再加上外傷的損害，造成痰濁瘀血內停，神明不聰，治療擬以「化痰開竅」為法則，所以我自擬了「夏蒲礞石湯」來治療。他的病情比較複雜，所以調理了一個半月才痊癒。

「夏蒲礞石湯」是我治療痰濁頭痛的經驗方。「痰濁內生」是脾胃運化失常導致的，因此方中用白朮、茯苓、陳皮健脾祛濕，以治生痰之源。

《脾胃論》說：足太陰痰厥頭痛（痰厥指痰盛氣閉導致肢體厥冷、甚至昏厥的病證），非半夏不能療。眼黑頭眩，虛風內作，非天麻不能除。故用半夏，天麻與上藥相配，補虛以治其本；痰濁上蒙清竅，諸症蜂起，故用礞石、菖蒲、遠志滌痰開竅以治其標。濁痰久鬱有化熱之勢，佐加黃芩以清其熱。諸藥相合，共同發揮「健脾祛濕、化痰開竅」的功效。

每天梳梳頭，健腦又提神

另外，平時也可以經常梳梳頭，能在一定程度上緩解頭痛。頭部是手足三陽經的匯聚之處，因此被稱為「諸陽之首」。凡五臟精華之血，六腑清陽之氣，皆上注於頭。適當的梳頭可以發揮按摩頭部的作用，增加頭部血液循環，提神健腦，緩解頭痛、頭暈。

這個方法我向很多人都推薦過，做起來沒有太多技巧，**只要在頭部兩側和頭頂處從前向後各梳五十至一百下即可，用力大小適中，動作緩慢柔和。當頭部覺得微熱微脹時，就已達到預期目的**。梳子也沒什麼特別的，普通的桃木梳或是牛角梳都可以。這樣每天堅持梳頭二至五次，可以達到升發陽氣、祛病強身的目的。

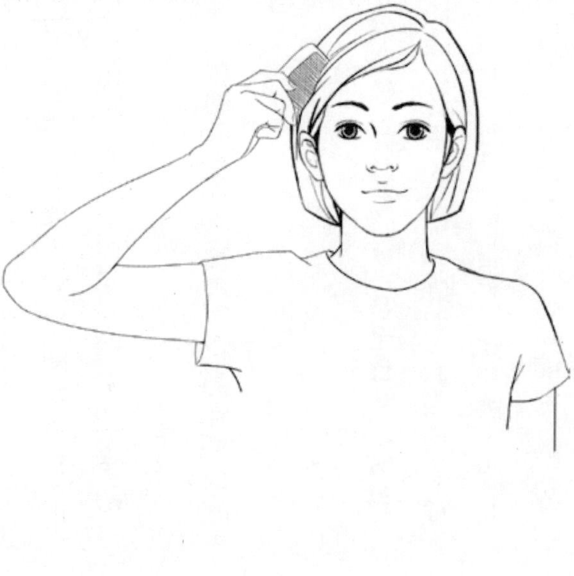

② 熄滅嘴唇、舌頭上的「火山」

「口腔潰瘍」與脾胃相關，除了控制飲食，也要清利濕熱。

現在的人一出門全是餐館，今天一個飯局，明天一個聚會，辛熱油膩全進了嘴。即便在家裡也常吃「膏粱厚味（指肥膩、氣味濃厚的食物）」，營養過剩，沒過多久，嘴裡就開始疼痛，得口腔潰瘍了。這類口腔潰瘍屬於「濕熱蘊結」，可能反覆發作，同時還會伴有大便黏滯不爽、舌質紅、苔黃膩等。

脾開竅於口，所以口腔潰瘍跟人的脾胃關係最為密切。脾胃有升清和降濁的作用，「升清」就是把吃進去的食物化作氣血，「降濁」是把那些沒用的排出體外。如果吃多了油膩辛辣食物或是喝了過多的酒，脾胃一時消化不了，既不能完全化成氣血，也不能排出體外，就會形成「濕熱內聚」的環境。這種濕熱的環境，需要找到一個出路，而口腔潰瘍就是它的出路之一。

半夏瀉心湯，清利濕熱養脾胃

只要出現口腔潰瘍就說明體內的濕熱找到了出路，假使又吃多了這些膏粱厚味，沒幾天濕熱的環境又形成了，這就是為什麼有的人口腔潰瘍總是反覆發作的原因。

遇到這種情況，一方面要「辛開苦降，清利濕熱」，另一方面等口瘡消失，邪氣已去時要「益氣養陰」。在清利脾胃濕熱方面，我可以給大家介紹一個非常經典的方子，就是兩千年前張仲景的**「半夏瀉心湯」，一共七味藥——半夏、黃芩、黃連、甘草、乾薑、黨參、大棗**。

我有一個病人，嘴巴裡長了好幾塊潰瘍，此起彼伏。他找到我時一直捂著嘴巴，疼痛異常。他說，自己這個病算起來已經有十一年了，一開始只是在嘴唇上，後來發展到口腔黏膜和舌頭上，平時吃飯喝水一旦碰到都特別疼。而且，每次有口腔潰瘍時，他還頭疼，已經影響工作和生活。為了治療口腔潰瘍，他曾經用過半年的荷爾蒙，之後也用中藥治療過，但效果都不理想。我見他除了潰瘍處較多之外，在懸雍垂處（即俗稱的「小舌」）也有潰瘍，眼屎很多，舌體偏胖、苔黃膩。綜合四診，辨證為「脾胃濕熱、蘊結中焦」所致。所以就給他用了「仲景瀉心法」來清利濕熱。

病人服藥後，懸雍垂處的潰瘍就消失了，其他症狀也有減輕，於是，我仍舊在原方的基礎上加減。兩個月後回訪得知，這個病人的潰瘍未曾復發。此藥方之所以能夠治癒病人多年的潰瘍，是因為這些藥物一方面可以燥濕清熱，一方面又可以養陰，調理升降，恢復脾胃功能；體內沒有濕熱的環境，口腔潰瘍的問題自然也就不存在了。

粗茶淡飯，神清氣爽最養生

在這裡也要再強調一點，如果你已經變成濕熱體質，飲食上就更要多加注意，少吃煎炸、油膩、辛辣之類容易讓人上火的食物。到了夏天，燒烤攤很熱門，很多男人喜歡吃點羊肉串，喝點冰啤酒。我們暫且不考慮衛生問題，這些容易產生濕熱毒的食物吃進去後，身體想要排出它，總會找個出路，它可能是口瘡，也可能是濕疹、痤瘡，男的可能會陰囊潮濕，女的帶下增多等，諸如此類，因為濕熱，身體會爆發出很多的問題。

有的人一說話，身邊的人就會躲得遠遠的。為什麼？口氣太大，味太臭。我們知道，一般在高溫高濕的天氣下，很多的食物會發生黴變，甚至腐爛，產生一股穢濁惡毒之氣。

如果脾胃濕熱，清陽不升，濁陰不降，食物的陳腐之氣就會從口中跑出來。

我遇到過一個年輕患者，本來是看痤瘡的，結果一說話口氣直沖過來，氣味很大。這名患者平時一大嗜好就是吃燒烤，因為有口臭，現在連女朋友也交不到。我跟他說，痤瘡和口臭都跟他的飲食習慣有關係，即使這次我給他開了藥方，治好了病，如果仍舊天天吃這類煎炸燒烤之物，痤瘡遲早會復發。這些食物會給身體造成很大的負擔，就像一輛超載的車子，如果不卸下一些貨物，車子的速度仍舊快不起來。

真正健康的飲食，不是添加各種香料和調味料，採用油煎炸烤勾起人食慾的大魚大肉，而是性味平淡可以安撫五臟六腑的粗茶淡飯。你會發現，春節時大吃大喝幾天雖然飽了口腹之慾，但卻時常感到心裡不痛快，上個廁所也無法清爽俐落地排乾淨，整個人昏昏沉沉，吃到最後胃裡總覺得滿滿的。如果換上青菜蘿蔔，吃完後倒是神清氣爽了。

我已經九十多歲了，很多來找我看病的老人都問：「路醫師啊，您身體怎麼這麼好啊，是不是有什麼秘方？」長壽其實沒有所謂的秘方，我跟很多人說：一定要多從飲食上注意。許多慢性病其實就是我們生活習性的投影，自己的瘡疤自己最清楚，出現了問題就要去反問自己：「在過去，我究竟是哪裡出了問題？吃得太多？太油膩？不愛運動？還是脾氣太急躁？」從而改變自己不好的習慣，防微杜漸才是根治之道。

涼拌馬齒莧，食療小偏方

馬齒莧又叫螞蟻草，它的生命力特別頑強。在務農過的人都知道：馬齒莧的根系發達，主幹是藤狀的，匍匐在大地上，長一段就會出現一節，在每一節處又會長出新的根鬚。除草時如果沒有把馬齒莧除乾淨，它很快就會繁衍成一片。而且，即使在土地非常貧瘠的地方，馬齒莧也能逆勢生長。

馬齒莧味酸，性寒，入大腸、肝、脾經，有清熱祛濕的作用，尤其是可清「腸中濕熱」。在過去，衛生條件比較差，越是窮人家越容易得痢疾，這時候有些懂得民間偏方的人就會在田間山裡，採來一大把的馬齒莧，給病人熬湯水喝，吃幾天身體就好了。

體內有濕熱的人，可以在六、七月份的時候採些馬齒莧來涼拌吃，有祛除濕熱毒的作用。

馬齒莧對於治療瘡癤紅腫也有不錯的效果，比如：在野外被野蜂螫了一下，就可以把馬齒莧搗爛敷上。如果家裡有小孩子得了濕疹的，也可以用馬齒莧煮湯「薰洗」（用樹葉、草藥等熬煮，讓水氣薰蒸身體某一部位或是洗浴身體）。

涼拌馬齒莧的做法

【材料】鮮嫩馬齒莧五百克，鹽、醋、糖適量。
【做法】將馬齒莧去掉老莖和根部，洗淨後放入開水中焯熟（快速燙熟），之後撈出過冷水，擠掉多餘水分後放入鹽、糖、醋拌勻即可。
【用法】佐餐食用。
【功效】清熱祛濕。

♥貼心提醒

有的人涼拌菜時喜歡加點蒜蓉，對於體內有濕熱的人，在飲食上最好少吃生薑、辣椒、花椒、蒜之類的辛溫主熱之品。另外，馬齒莧性寒涼滑利，一開始不要一次吃太多。脾胃虛寒、怕冷、著涼後容易胃疼腹瀉的人不宜食用。因其可能會滑胎，所以孕婦也不要食用。其與鱉甲相剋，正在吃中藥的朋友也要注意一下。

③ 皮膚病，其實是身體在排濕

若常見濕疹、痤瘡和足癬，大多與體內濕熱過重有關，治病要從根源處著手。

很多皮膚上的問題，其實歸根究柢都是濕熱引起的，最常見的就是濕疹、痤瘡和足癬。

辯證唯物主義認為：內因決定外因。皮膚病只是一個外在表現，產生決定因素的是身體內部的大環境。這就好比一顆水果從外表看可能只是有個小坑洞，但一旦切開了才發現裡面的果肉幾乎全都壞了，外面的坑洞就是由內而外排毒的一種方式。從我接觸到的皮膚病患者來看，大多數屬於內濕過重；更準確地說，是體內濕熱過重。濕熱過重，身體自然要把這些多餘的邪氣清出體外，表現在皮膚上可能是濕疹，也可能是痤瘡、帶狀疱疹、足癬等。

如果把我們的身體看作一個大房子，那皮膚上的毛孔、汗腺（中醫講肌膚腠理）就好比是房間裡散風、除濕的小窗戶。當外面寒冷時，窗戶就會關閉；當天氣炎熱時，窗戶又會打開，透過排汗的方式散發體內的熱量。就這樣，小窗戶每天透過開闔將體內多餘的物質排出去。不過，再寬敞的馬路如果車多了也會造成堵車。人體也是如此，如果我們體內聚濕蘊熱，超過了身體的代謝能力，那這些小窗戶就可能會壅塞，濕熱的邪氣排不出去，積在皮膚、腠理（泛指肌肉紋理與肌纖維間的空隙，以及皮膚上的縫隙間）。如果此時再有一陣涼風吹來，皮膚遇冷，窗戶關閉，濕熱之邪就更沒有發散的途徑了。

濕疹急性發作，可用蘆薈止癢

俗話說：「疼不死人，癢死人」，疼的時候還可以吃點止痛藥，但癢起來時人除了使勁抓撓外，簡直束手無策；而把「癢」的徵狀呈現得最淋漓盡致的非濕疹莫屬。有的人就診時，腿上被抓得血淋淋的。有的患者甚至對我說，如果能把濕疹治好，我情願少活十年。面對這樣痛苦的患者，除了給藥治療外，我也會鼓勵他們，只要堅定信念，從現在開始調理生活和飲食習慣，一切都會好起來的。

為什麼會患上濕疹？這是很多濕疹患者經常會問的一個問題。除了一些遺傳因素外，濕疹的出現跟人的生活習慣有很大關係。臨床上很多濕疹患者嗜好菸酒、辛辣食物，或是愛吃魚蝦等海鮮，無所顧忌，損傷了脾胃；他們在情緒上多有急躁的特點，肝火通常比較旺。最關鍵的一點是，很多人即使知道造成濕疹的原因，但依然我行我素。

比如，我常會提醒男性患者，不要喝酒、抽菸，否則體內濕熱的大環境還在，就算這次治好了，一遇到外部的風濕熱邪，濕疹還會復發。結果有個患者說：「不喝酒的話，我的生活就太沒品質了。」像這樣生活中「不拘小節」的患者很多。所以說，濕疹這種病，只要有樂觀的個性，再配合醫生的治療，並改變自己不好的生活習慣後，是可以慢慢好起來的。但是如果不嘗試改變，那依然是一個「準濕疹患者」。

濕疹很怕刺激，所以，在發病期間，即便再癢，也不要過度抓撓。濕疹患者可以在家裡種上一盆蘆薈，在急性濕疹發作時可以用蘆薈葉子擦拭患處，

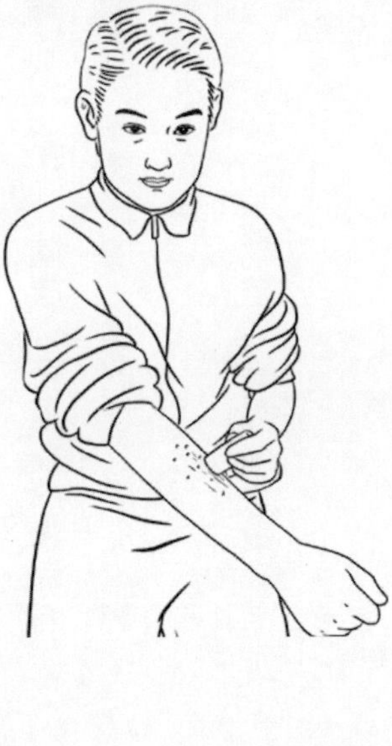

蘆薈止癢方

【材料】新鮮蘆薈葉。

【做法】剪一段三公分長的蘆薈，刮去表皮後，將蘆薈汁均勻地塗抹在濕疹部位。

【次數】每天五至六次。

能有止癢的作用。如果有滲出液就不要用這種辦法了。其實，早在唐代就有使用蘆薈治療濕疹的記載。現代藥理學研究表明，蘆薈所含的蘆薈酊和一些多醣體成分可以發揮很好的殺菌、消炎作用，因此，在皮膚科有廣泛的應用，特別是在皮膚搔癢、過敏性皮膚炎、帶狀疱疹等皮膚疾病方面，有不錯的輔助療效。

♥貼心提醒

一次用不完的蘆薈可以放在冰箱冷藏。

蘆薈品種較多，比如庫拉索蘆薈、好望角蘆薈、中國蘆薈（元江蘆薈）都可以選用。**對於體質較弱，容易過敏的患者，使用之前，可以先做過敏試驗**。方法：將蘆薈汁塗在手腕內側，觀察三十分鐘，若無紅暈和紅點等反應，則可使用。夏天時的曬傷、蚊蟲叮咬也可以用蘆薈汁外塗。

在發病期，濕疹患者要注意保持情緒的穩定，不要急躁氣惱，一個平和的心態對恢復健康有很大作用。患者也不能用熱水燙洗或者肥皂等有刺激性的物品洗滌，需保持患處乾燥，並避免接觸化學清潔用品。有些患者飲食起居調養好了，休息好了，心情放鬆了，不太在意它了，濕疹也可能會自癒。

去「痘」養顏，內外齊下

我經常遇到一些年輕學生因面部嚴重痤瘡來看病，還包括外國留學生。也有一些三十多歲的人，甚至四十歲以上的人來看痤瘡。常聽他們無奈地問我：「醫生，為什麼我早就過了青春期，臉上還長青春痘呢？」

在回答這個問題前，我建議大家先來了解一下痤瘡是如何形成的。一些早期的中醫著作認為：痤瘡屬於火熱，是因為內熱不得發散，鬱久化毒而成。隨著時代的變遷，飲食結構的改變，痤瘡的發病機制也有所改變。有的人飲食不節制，饑飽無常，或者嗜好菸酒、濃茶、冷飲而損傷了脾胃，致使內濕停滯，鬱而發熱；有的人嗜好高熱量或辛辣油膩的食物，滋補太過，造成濕熱內生；有的人出汗後沒能及時擦乾就用了冷水或是遇到冷風，致使水濕積在皮下，久而化熱。**體內濕熱聚集了，外透時會阻塞到毛囊和皮脂腺，產生痤瘡。**由此可知，痤瘡的出現跟人的生活習慣和日常飲食脫不了關係。

我常跟年輕醫師強調，中醫治的不是人的病，而是生病的人，要他們在看病時將患者看作一個整體，而不能只盯著症狀。這句話其實同樣適用於患者，任何一種病症只是我們生活中反應的一個點，我們要透過這個疾病的出現反思我們的居住環境、生活習慣、工作狀態、飲食狀況等資訊，從而改變疾病產生的根本原因。千萬不要以為用香皂洗臉、塗抹點去痘護膚保養品就能讓「痘痘」消下去，這些痘子的根源在體內，如果你仍舊偏愛吃辣、吃肉，越吃臉上的「痘痘」就會越多。

我診療過一個患有嚴重痤瘡的女士，剛來看診時，我看她面色晦暗，一片片醒目的紅色丘疹爬滿了她的兩頰和口唇處，用手可以擠出碎米樣白色分泌物。她表示從二十二歲起，就因為臉上的痘痘備受折磨，十年間看了很多醫生，也用了很多藥，卻沒什麼效果。隨後，透過問診得知，她經期正常，只是量少色暗，一般三天就乾淨了，而且經期前後痤瘡也會變得更嚴重。平時，她食慾不好，容易腹脹，而且小便黃，大便不成形。我讓她伸出舌頭，發現她舌尖邊紅，舌苔白厚滑膩。

其實，這位女士的腸胃問題和痤瘡屬於同一病機，即「濕熱內蘊」。「濕熱蘊脾」是怎麼造成的呢？因為她平時貪涼冷飲，飲食上口味較重，喜吃辣味。從「內因」上來說，先是寒涼之物傷了脾陽，致使脾的運化能力不足。水濕代謝不好鬱積體內，吃了辛辣肥膩的食品之後，有了燃料，熱量就轉變成濕熱了。從「外因」上來講，自然界中的濕熱，如「暑濕」等外邪，與體內的濕熱同氣相求，加重了她的這些症狀。

於是，我給這位女士開了六劑「清熱利濕、和胃降逆」的藥物，叮囑她三餐要按時，飲食要清淡，避免辛辣刺激、油膩、過冷過熱的食物，早睡早起，保持心情愉快。複診的時候，她很高興，因臉上痤瘡的膿頭消失，瘙癢也減輕了，而且大便已經成形。根據她的現有症狀，我修改了藥方。三診時，她的痤瘡已經消失，皮膚變得潔淨光潤了。

預防痤瘡，從日常生活開始

心情舒暢，情緒樂觀

有的人說：「我昨天剛慪了一肚子氣，結果第二天臉上就開始冒痘痘，真是火上加油！」其實痘痘都是順著他的「氣」長出來的。人生在世，免不了遇到那些讓人生氣、煩惱之事，我們要學會平和的心態，平時可多聽聽音樂或去運動來排解壓力，保持良好的情緒。

注意面部的清潔

平時禁止用手擠壓患處，尤其是面部三角區，以免炎症擴散，使皮膚變成大坑連小坑。可經常用溫水、硼酸類藥皂清洗患處，去除過多油膩，避免使用含有凡士林等油脂性的化妝品。

飲食要「四少一多」

少吃辛辣、油膩、發物和甜食，多吃蔬菜水果，保持大便通暢。海帶裡含有較多的鋅，多吃有利於皮脂腺分泌物的排出，對預防與治療痤瘡有幫助。

什麼是「發物」？

中醫指稱容易誘發舊病宿疾、過敏、瘡癤等病狀的食物，包括：公雞、羊肉、鵝肉、狗肉、海鮮、河鮮、芥菜、油菜、香菇、南瓜、茄子、竹筍、辛辣蔬菜等。

可用面膜減輕痤瘡症狀

給大家推薦兩款面膜：生石膏粉加黃連粉，混勻加水，塗臉部；珍珠粉加水外塗做成面膜。每次三十分鐘，有助於減輕痤瘡。同時配合中醫按摩、藥物進行理療（物理治療），有活血化瘀、調整氣血、改善皮膚血液循環的作用。

治足癬，請用蛇床子劑洗腳

那天門診時，有個女患者一瘸一拐地走了進來。「醫生，我的足癬發作了，非常癢，麻煩您幫我看看。」我請她脫了鞋襪，只見在她兩隻腳的二、三與三、四趾間有很多滲出液，還有一些沒有破皮的白色小水泡。這種長在趾縫間的水泡為足癬中的糜爛型，剛開始時為白色小水泡，四周微紅，奇癢難耐。表皮潰瘍後會有滲出液流出，並有疼痛感，等水液消失後又會產生許多皮屑。還有一種足癬為水泡型，好發於足緣部，初起時為壁厚飽滿的小水泡，數日後水泡內漿液被吸收，也會產生皮屑，且很癢。

「醫生，我這足癬之前在藥房買過藥，每次都是擦了後可以暫時止癢一段時間，可是不久後就又發作了。反反覆覆已經五、六年了。」我告訴她，她擦的藥可能只是對腳部的真菌有作用，但是如果體內有適合真菌生存的土壤，就算殺死了這一波，它們遲早還會捲土重來。

中國人常常用「頭痛醫頭，腳痛醫腳」來形容蹩腳的醫生。像這位女士，雖然是來看足癬的，但這病卻與人體五臟六腑、經絡及各器官有著密切聯繫，所以一定要綜合調理身體，**皮膚病也不能忽視「內治法」**。

問診時，這位女士說她平時飯後胃脘部有不適感，容易腹脹，肚裡還常有腸鳴聲，大便不成形，小便量少。她的經期容易延後，而且量少色暗，經期前還容易腰背痠痛。綜合分析，她的足癬和脾胃的不適是由於「脾虛失運，濕邪內盛」造成的，所以我給她開了七劑「健脾和胃，燥濕利水」的方子，用到了炒蒼朮、薑半夏、佛手、炒枳實、腹皮子、茯苓、蛇床子、苦參等藥。

二診時，患者說她服藥後，小便明顯增多了。我告訴她，這其實是身體在透過尿液排出體內多餘的水分，等濕邪少了，腳氣也就輕了。當時她趾縫間的滲出已經痊癒，瘙癢的感覺大減，大便雖然已經成形，但還是偏軟。我根據她的症狀稍微修改了藥方，去掉苦參，加了益智仁和芡實，仍然是七劑藥。又過了九天，患者過來複診，腳趾間的瘙癢、疼痛感已經消失，原來破潰的地方皮屑脫落，已能看到新生的皮膚。

得了足癬以後，腳會非常的癢，嚴重的還會糜爛、流水。中醫上稱其為「腳濕氣」，並且根據患病時出現的氣味形象地稱之為「臭田螺」。從名稱上我們也能看出，本病和「濕」有很大關係，或是脾胃濕熱下注所成，或是因為久居濕地濕毒內侵，或是腳部汗多長期受潮濕浸漬。很多北方人習慣了清爽乾燥的環境，到了南方後很難適應潮濕悶熱的天氣，就會長足癬或是濕疹。

濕性的特點是往下走的，濕邪散不出去就容易長足癬。不過，若是天天光著腳，讓腳跟空氣多接觸，就不容易得足癬。道理很簡單，**中醫治則上有「行氣流濕」一說，通風好，氣行則濕散**。

痱子粉輔助療法

如果足癬不是很嚴重，可以不用服湯劑，每晚洗腳後，撒上痱子粉，堅持下去也能痊癒。稍微嚴重些的足癬患者可以選用一些祛濕的中藥，煎湯後外用洗腳，有輔助治療足癬的作用。

蛇床子這味中藥味苦性溫，能燥濕祛風，對體內濕重引起的足癬有不錯的效果。它為什麼叫蛇床子呢？因為這種藥最初是從毒蛇身下採來的。大家都知道，**蛇是種變溫動物，對於環境的溫度變化非常敏感，牠睡覺的時候喜歡選擇溫暖的地方，總在一種草上趴著睡。這種草後來就被稱為「蛇床」，它的種子就被叫作「蛇床子」**。蛇床生長的地方陰濕低矮，但是它卻芬芳燥烈，不受陰濕之氣，所以**應用到人身上能夠治療濕氣重引起的皮膚濕疹、癬疥瘡毒和男子的陰囊濕癢、女子帶下陰癢等疾病**。

因為蛇床子本身味苦，不好吃，所以只能作為藥物，平時可與其他中藥一起煎湯服用，或者外用。足癬患者使用時，可以單獨煎煮蛇床子，也可以加上其他中藥。

蛇床子劑

【材料】蛇床子、蒼耳子、百部、枯礬、地膚子各二十克。

【做法】將這些藥包起來後，加清水一千毫升，煎沸十五分鐘。

【用法】將藥液倒入盆內，待溫時將患足浸泡在藥液中三十分鐘。每日一劑，一日浸砲二次，七日為一個療程。

【功效】清熱燥濕，祛風止癢。適用於足癬水泡多或糜爛者。

♥貼心提醒

注意水溫不要太高，以免加重病情。

④腹瀉，脾濕止瀉要平和

濕在「脾」和濕在「胃」的外在表現是不一樣的，腹瀉、便秘等，多是濕邪在脾引起的。

莊子說，道在屎溺中。看似不登大雅之堂的小事，卻關乎我們的身體健康。中醫問診一定會問到二便，經典的香蕉狀大便可以證明身體的健康，濕漉漉的水樣糞便或是乾巴巴的羊屎樣則說明身體或濕或燥。

有個女性病人，就診時五十二歲，已經反反覆覆拉肚子三年了。平時食慾不太好，也不敢在外面吃飯，因為每逢家庭聚會、同事聚餐時，回家後她多半就會拉肚子，就算在家吃飯，也不能太油膩，否則也會拉肚子。拉肚子的時候還伴隨著腹痛、腸鳴、肚子不舒服。一個人食慾不好，吃得少，身體自然就容易疲勞、失眠。這個病人表現出的就是一個典型的脾濕症狀。

濕在「脾」和濕在「胃」的外在表現是不一樣的。腹瀉、便秘等腹部出現的症狀，一般是濕邪在脾引起的。反酸、打嗝等胃脘部出現的症狀，則是濕邪在胃引起的。

對於濕邪在脾引起的腹瀉，治療時要健脾補氣、滲濕止瀉，中醫古方裡就有一種專門針對這種情況的藥方——參苓白朮散。當時我就根據病人的情況，加減參苓白朮散來治療。對於一般人而言，若脾有濕邪，可在中藥房裡買參苓白朮丸，服用時按照我們前面講的方法，用紅棗水送服。

健康檢測站

「濕在胃」

主要反應在胃脘部，症狀如：反酸、打嗝、胃脹、胃疼。

「濕在脾」

主要反應在腹部，症狀如：便溏（大便不成形）、便秘、腹脹、腸鳴、腹痛。

茯苓＋白朮，健脾止瀉

茯苓和白朮都是參苓白朮散裡的中藥，它們的藥性比較平和，一個健脾，一個祛濕，二者煮水或泡茶喝也有健脾止瀉的作用。試想，腹瀉是因為大腸裡積水太多造成的，此時若我們能透過膀胱來分流水濕，小便多了，大便自然就會慢慢變乾。

茯苓白朮茶的服用法

【材料】茯苓十克，炒白朮十克。
【做法】將二者清洗乾淨後，一起煮水。
【用法】代茶飲。
【功效】健脾祛濕，止瀉。

我們先來看茯苓，茯苓屬於淡滲利濕類藥，就是在身體裡開一條水道，把水濕排出去。除了茯苓外，薏苡仁、玉米鬚、通草等都是善於淡滲利濕的藥物。

「白朮」能甘溫補中，把中焦脾胃的陽氣提升起來，這樣水穀精微（泛指人體消化吸收後的營養物質）就能得到健運溫化。

「生白朮」和「炒白朮」的效用不同，「生白朮」甘而柔潤，健脾益氣，升清降濁，且無傷陰之弊，為通便之良藥，因此在通便時多用生白朮。

炒過後的白朮溫燥之性增加，健脾化濕之力增強，常用於脾虛濕盛或者脾虛泄瀉。蒼朮燥濕的能力更強，所以對於濕困脾土者，有時我也會建議他們用蒼朮15克和生薏苡仁30克，泡水煮粥。

「茯苓白朮茶」適合因為脾濕引起的腹瀉、大便不成形，如果是夏天吹冷氣引起的腹瀉，伴隨著輕微的怕冷、低熱、噁心嘔吐，可用「藿香正氣水」，既可化在內之濕濁，又可解在表之暑濕。

♥貼心提醒

急性腹瀉時不要急著吃止瀉藥，過早止瀉會留邪，不利於身體康復。之前就有一個病人，在外面吃飯，回家後就開始腹瀉，他去藥店買了幾種止瀉藥，吃了一下子止住了。但是，雖然不拉肚子了，身體卻出現了其他問題。因為腹瀉時，腸子的蠕動是非常快的，過早吃止瀉藥就相當於突然人為地讓它停止，這就跟我們開車突然急煞車一樣，容易有後遺症。這個病人後來就出現了嚴重的胃脹，脹到坐著時只能坐得特別直，稍微彎一下就會難受得要命。所以，大家要記住在出現腹瀉症狀時，止瀉藥不可過急吃。

益脾餅，為孩子健壯脾胃

小兒腹瀉有他自身的原因，那就是「脾胃虛弱」。現在很多小朋友吃得都特別好，家長們怕孩子在生長過程中缺了什麼營養，於是一心一意地只想讓孩子多吃點。卻不知道，小朋友消化功能還沒有完全發育好，吃得太多、吃得太好沒有辦法消化，多餘的食物就變成了痰濕、垃圾，反而成為負擔。民間有句諺語「若要小兒安，三分饑和寒」，說的就是這個道理。

一九八二年八月，我診治過一個夏姓女嬰，才十一個月，已經拉肚子四十多天。

剛開始，孩子只是拉稀便，每天十幾次，也沒有其他的嘔吐或者發熱症狀。孩子的父母就抱著她到兒童醫院治療。醫生一收治，首先就是檢驗大便，看到有金黃色葡萄球菌生長，就診斷為「中毒性腸炎」。才十一個月的孩子，又是吃藥又是打針的，結果病情卻越來越重。

我見到這孩子時，她眼眶凹陷，形體消瘦，神疲嗜睡，指紋青紫，已經屬於「氣陰兩傷」

的危重症候。當時病情急迫，所以數種方法合用，包括五味異功散，又加生山藥、烏梅、白芍、炙甘草、訶子肉、神麴、車前草等藥，一起達到益氣陰、健脾胃、滲濕固澀，標本兼治的效果。水煎後，讓孩子分六次溫服。

喝了三劑藥後，孩子的胃口好轉，拉肚子也止住了。我用玩具逗她時，她已經能夠面帶笑容，眼睛注視玩具。此時孩子脾臟的運化功能開始好轉，吃下去的食物，能夠消化吸收分解成「清」和「濁」，為了鞏固療效，我讓她的父母繼續用「參苓白朮散」五包給孩子服用，每天一包分三次調服。

孩子如果常拉肚子，原因很多，不能單純在腸道發炎上糾纏，有一個源自中醫的成語「治標不治本」，說的就是這種情況。**「標」指的是症狀，「本」指的是病因**，比如一棵樹，如果樹葉枯黃，其病根往往不在枝葉上，而在樹根和樹幹上。如果只是剪樹枝，是治不好的。

女嬰患的病也是同樣的道理，大便中有細菌或者腸道發炎，其根本在於濕邪與脾虛。俗話說：兵來將擋水來土掩，而脾虛就像水土保持不好，濕盛就猶如暴雨成洪。小孩子經常拉肚子，濕滯是因，脾虛為本，治療起來，也要從根本入手。

對於脾虛的孩子，平時父母可以做點「益脾餅」，幫助健脾胃，脾胃健壯了，腹瀉一類消化疾病出現的次數就少了。

益脾餅的做法

【材料】茯苓三十克，白朮十五克，乾薑二克，紅棗三十克，雞內金十克，炒山楂十克，麵粉二百五十克。

【做法】將除了麵粉以外的其他食材一起打成細末；將麵粉發酵後放入藥粉和勻，再加適量的油鹽烙餅，餅八成熟時取出，切成棋子大小的方塊，再放入鍋中慢慢烘乾即可。

【功效】健脾益氣，開胃消食。

當然，為了養好孩子的脾胃，各位父母在飲食上也要多加注意。像我們剛才講的，**不要強迫孩子多吃，也不要貿然地給孩子服用補品，杜絕高油、高糖、高蛋白類食物，一切以孩子脾胃的承受能力為主**。否則孩子腸胃裡的東西太多，消化不了，腸胃就要不停地工作，需要大量氣血。這時候如果著涼了、受風了，孩子就容易生病。很多小孩看起來病懨懨的，臉色蒼白，這都是從小錯誤的飲食習慣種下的苦果。

⑤清除便秘，是「乾」是「濕」大不同

別以為上火才會便秘，濕邪一樣會引起便秘，看看大便是否黏膩細軟，便知道體內是否太濕了。

便秘是比較常見的一種疾病。看似常見，但此病也很有迷惑性。很多人覺得便秘是上火引起的，所以吃點去火藥、喝點通便茶。這對於大便乾結難解的便秘，可能有點功效，但如果是濕邪引起的便秘，這樣做無疑是雪上加霜。

濕邪引起的便秘有一種特點：大便偏軟，而且多黏穢。所謂的黏，是說大便細而軟，排之不爽，總覺得沒排乾淨，而且黏馬桶、不容易沖走；所謂的穢，是說大便的氣味大。還有人排便後，肛門有灼熱感，這也是大腸濕熱的特點。像這種大便黏膩像膠水一樣，雖然稀但也很難排出的便秘，中醫叫作「濕秘」。

「濕秘」是怎麼造成的呢？首先，這種患者往往嗜好咖啡、乳酪、蔥、薑等辛辣厚味和刺激、甘甜油膩的食品，致使身材偏胖，平時會感覺口黏、口乾，但是又不想喝水，有時候肚子悶脹，口臭氣味大，容易起口瘡。還有一個很大的原因就是不注意水分來源，例如每天喝過量的濃茶，或者經常喝酒等。

曾治療過一位患者，初診時對這個病人的診斷不夠準確。她表示患便秘已經五年，長期服用雙醋酚酊，剛開始服用一至二片就有效，後來增加至三至四片仍然很難通便。平時，她脘悶腹脹，稍喝點水就會全身腫脹，所以不敢飲水，以至於小便少，大便秘結。醫院原診斷為功能性巨結腸症，要做手術，家屬不同意，於是到此求診。根據她的描述，我診斷為氣血虛便秘，以「益氣培中、養血潤腸」為治療大法。而後，雖然改善了其他的一些症狀，但是便秘的主症卻沒有得到改善。

複診時，我想到患者母親在介紹病情時曾說，她在醫院灌腸後先解出水樣便，很少有乾結的糞塊，而且腹部常常伴有腸鳴和水聲。加上她服藥後的症狀，綜合確診她為「濕秘」。於是，用「宣清導濁湯」加減治療半個月後，五年的宿疾霍然而癒，免除了手術的痛苦。

所以說，對於便秘，一定要找到病源，才能標本兼治。現在很多人在便秘後服用通便藥，而通便藥多數都有「泄下作用」，大都含有大黃的成分，經常用這類藥刺激大腸的話，大腸的反應力就會下降。慢慢地，腸子的蠕動就慢了，更容易便秘。治療這種便秘更需要耐心，不能急於求成。

治好慈禧便秘的「萊菔子」

患有「濕秘」的病人，一方面要去濕，一方面要通便。不能急下，要一點一點緩緩地通便，像剝洋蔥一樣，一層一層慢慢剝，才能將大腸中的黏膩穢濁之物清理乾淨。對於濕重的便秘，我有一個小方：萊菔散。

「萊菔散」是由炒萊菔子研磨而成，萊菔子大家可能不太清楚，這是中藥名，其實就是蘿蔔籽。萊菔子要怎麼用呢？

萊菔散的服用法

【材料】萊菔子十克。

【做法】將萊菔子去除雜質，洗淨後晾乾；之後放入鍋中用文火翻炒，炒至鼓起，有爆裂聲，外表色澤加深，聞有香氣，取出放涼；再研磨成粉即可。

【用法】每次一．五克，每天二次，用水沖服。

【適應症】大便秘結，腹滿脹痛。

關於萊菔子治便秘的清宮軼事

清朝的慈禧太后某年做壽時大擺筵席，她一高興，吃多了。當時是夏天，她出現了胃脹、大便不通暢等症狀，精力也日漸衰弱。御醫一看老佛爺病了，肯定是操勞過度累的。於是，就用人參湯進補，補了以後發現慈禧太后更加脹滿，而且愛發脾氣，發完脾氣還流鼻血。這下大家都嚇壞了，只能張榜求賢，承諾誰要是能治好太后的病，必有重賞。

這時候，蘇州有個叫曹滄洲的醫生，天天在皇榜這兒看，連看三天後自己思量著——慈禧應該沒什麼大病，可能就是過壽時吃多了。於是，他就揭榜上京了。對太后進行仔細診脈後，他從藥箱裡取出三錢（約九克）蘿蔔籽，炒了後研磨成粉，加了點白麵做成小丸子。之後，用錦布包著，裝進一個精緻的盒子裡，命名「小羅漢丸」。慈禧當天吃了第一丸，鼻血不留了；第二丸，肚子通氣了；第三丸，不煩躁了。慈禧很高興，賜了他一個紅頂子（紅頂子是清代官銜的標誌）。「三錢蘿蔔籽，換個紅頂子」還成了當時流行的歌訣。

慈禧太后病情的好轉，說明了用藥不在貴賤，只要是藥方對著了病症，小小蘿蔔子也能發揮四兩撥千斤的作用。

老年便秘，三個特效食療方

老年人的便秘多是因為年老體弱，體內陰陽氣血失衡和虧損造成的，所以多是虛症。如果常常感覺有便意，但是在廁所裡努力了半天也排不出，即便排出，量少且質軟，這種便秘就是「虛症」引起的。對於老年人便秘，最好還是未病先防，防重於治，要堅持力所能及的運動鍛鍊（如太極拳、氣功等），平時保持心情愉悅，不要動怒，還要注意飲食有節，飯後進食適量水果，養成按時如廁的習慣。

老年便秘者不要貿然服用一些瀉藥。我曾經治療過一位老者，他因吃了三小片炸饅頭而引起便秘，自以為是積食了，便服用果導片（一種刺激性的瀉藥），見沒有效果就改服「枳實導滯類」的瀉藥，結果導致嚴重腹瀉，甚至下不了床。對此，大家一定要引以為戒。

對於已經患有便秘的老年人，可以採用下面的方法防治。

麻仁蘇子粥

火麻仁十二克，炒蘇子十二克，水浸後取出研磨成細粉，合粳米煮粥服用。

麻仁蘇子粥有潤腸通便，下氣寬腸的作用。很多老年人腸燥津枯，大便乾結，這就像河道裡沒有水了，你再怎麼用力，船也難動。這時候若能增加點河道的水液，那船隻也就自然能動了。

芝麻蜂蜜飲

黑芝麻十五克，蜂蜜適量。將黑芝麻搗碎，以蜂蜜調和後沖服。

芝麻蜂蜜飲既能滋陰補腎，又能潤腸通便。早晨起床後，可以空腹喝一杯芝麻蜂蜜飲，大部分人一開始都會明顯感覺到排氣增加，便秘者可能兩天一次大便，堅持服用後，排便情況就會趨於正常。

草決明茶

草決明十五克打碎，開水沖泡當茶飲。

草決明其實就是我們平常說的決明子，它既能清肝降火，又能益腎明目。這一茶飲常用於肝陽偏亢之高血壓以及習慣性便秘，因為草決明含油脂，可以潤腸通便。

製作草決明茶的時候，先把草決明搗碎，然後直接用開水沖泡就可以當茶飲。如果嫌麻煩，也可以把草決明用文火炒後，直接加開水沖泡。不喜歡草決明味道的，還可以放點兒冰糖調味。

⑥痰多、咳嗽，肺與大腸相表裡

肺除了呼吸作用，還有往下降氣的作用。大腸得氣後才能正常運轉，若肺氣不宣，就會影響到大便的排泄。

有人說，自己最近痰很多，是不是跟肺有關？中醫上常說：肺為儲痰之器。假如把人體看作一個自然界，肺就像自然界裡的天空一樣，調節了天上的雲霧雨露這種水濕代謝的過程。痰跟肺有關，但痰的問題又不僅僅是肺的問題。因為中醫的痰不僅包括看得見的痰，比如：口腔中黏膩不爽的感覺，吐出來的一團團黏稠物等；還包括無形之痰，比如由痰引起的頭目眩暈、心悸氣短、神昏或癲狂等症狀。

有了痰，怎麼辦呢？我先來跟大家分享一個案例。這個病人本身就有風濕病，平時總是關節疼痛，手指都變形了。就醫時，病人說自己咳嗽得厲害，尤其是早晨，痰很黏稠，有時候是黃色的，有時候是黑色的。因為痰多，所以呼吸不暢，吃飯都沒辦法順利，吃幾口就得歇一會兒。這種痰屬於熱痰，我平時常用一些瓜蔞、天竺黃之類的藥物，治療效果不錯。但這次用了以後，病人恢復得不理想。當時看診的醫生跟我討論這個病時，我告訴他：「你看這個病人呼吸困難，說明病灶部位比較深，所以氧氣很難進去。像這種憋氣這麼厲害的，最好用三子養親湯。」當時，這個病人大便不好。**中醫有句話說，肺與大腸相表裡，肺除了呼吸作用，還有往下降氣的作用。大腸得氣後才能正常運轉，清除糟粕；反之，如果肺部有疾病，肺氣不宣，就會影響到大便的排泄**。後來，我們就新擬了藥方，用了「三子養親湯」及調理大便的藥物，病人服藥後咳喘和排便的情況改善了很多。

有的人大便乾、嗓子疼，這時候可以用十克的牛蒡子泡茶喝。

三子養親湯，老人保健祛痰飲

人年紀大了，身體各項機能都會退化，很多人容易消化不好、平時痰多或氣喘。「三子養親湯」就是專門為了解決老年人這種問題的方子。從藥方名字上我們也可以看到，「三子養親」充滿了溫情的意味。

「三子養親湯」是明代韓懋所創。他在診病中發現，很多老年人因年事已高，容易咳嗽、痰多、氣喘。所以，便仔細琢磨出一個能廣為使用的方子，這就是「三子養親湯」。這個藥方由白芥子、蘇子、萊菔子組成，就像三個孝順的兒子，端著熱騰騰的湯侍奉在父母跟前一樣。

「子」類的中藥都是實心的，所以質地比較結實。這和其他的花草葉類中藥有區別，花草葉質輕，可以上行治療上焦之病，而子類中藥的走勢是向下行的，如果痰堵在胸口，要把它降下來，就可以用點「子」類中藥。

三子養親湯的服用法

【材料】白芥子、蘇子、萊菔子等量。

【做法】將它們洗淨後，微炒，之後用紗布包裹起來，煎湯頻服（少量多次服用）。

【用法】每次服用時，可以煎湯，也可以炒後磨粉用開水沖服。

【功效】溫肺化痰，降氣消食。

♥貼心提醒

這三種藥可以等量而用，也可以根據自己的症狀突出某一中藥的用量。

說到「蘇子」，可能很多人並不清楚，其實它就是紫蘇的種子。吃過韓國燒烤的人對紫蘇應該並不陌生，很多韓國燒烤店會配有紫蘇葉，吃烤肉時外面捲上一片，可以解膩，味道又比較馨香。**紫蘇葉有解表散寒的作用，可以用於風寒感冒的治療。而蘇子有降氣化痰的作用，可以將肺中的痰濁降下來。**《本草匯》記載：「蘇子，散氣甚捷，最能清利上下諸氣，定喘痰有功，並能通二便，除風寒濕痹。」

白芥子跟芥末有一樣的性質，都比較辛辣。白芥子歸肺經，有「溫肺豁痰利氣、散結通絡」的功效。它可以將胸中的痰濕化開，寬胸快膈，令胸膈得到暢快。它還能去除人體的「皮裡膜外」之痰，也就是我們皮膚裡、胸腔外的痰。比如說，中風以後，痰濁阻滯了人體的經絡，在驅逐這種痰的時候，就用白芥子多一些。

萊菔子就是蘿蔔籽，我們平時如果吃多了，有的老人可能就會說「吃點蘿蔔消消食、順順氣」。萊菔子也有順氣消滯的作用，可以化解腸中的積滯。

蘇子、白芥子、萊菔子三者均有化痰、理氣、定喘的作用，綜合起來，「三子養親湯」對於那些消化不好又有痰的人而言，比較有效。

二子二仁湯，理氣又化痰

中醫辨證是一個複雜的過程，講究望聞問切四診，不過對於一般的咳痰我們可以透過痰液的情況，做出基本的寒熱判斷。一般而言，熱痰顏色發黃，比較黏稠，舌苔偏黃膩，多發於氣管炎、急性肺炎等急性病症；寒痰顏色發白，呈水狀、泡沫狀，舌苔偏白膩，多發於慢性疾病且身體陽虛怕冷之人。熱痰要清化，寒痰要溫化。

在這裡為大家介紹一種藥性平和的祛痰方：二子二仁湯。

二子二仁湯的服用法

【材料】蘇子、萊菔子各一份，薏苡仁、冬瓜仁各三份。

【做法】將所有材料洗淨後，一起熬煮。

【用法】每天煮服，代茶慢飲。

【功效】理氣化痰。

隨著年齡的增加，很多中老年人的臟腑功能下降，氣血虛衰，抵禦外邪的能力下降，當遇到氣溫下降的秋冬季節時，容易犯病咳嗽，比如我們俗話說的「老慢支」、「老支氣管炎」等。如果天氣變冷了，中老年人未能及時防寒保暖，咳嗽就會加重，而到了夏天暖和了，病也會好轉。這種痰一般為寒痰，可在「二子二仁湯」的基礎上加六克乾薑。有的病人問，乾薑是不是就是曬乾的生薑？不是，乾薑和平時我們吃的生薑採摘季節不一樣，生薑一般在夏天和初秋採摘，而乾薑則在深秋甚至是冬天採摘。**乾薑也叫作薑母，有溫陽化飲的功效，上可溫心肺，下能溫脾胃**。如果患者大便不成形，除了乾薑，還可加十克芡實，這樣可以補益脾腎，化解濁濕。

陳皮薏仁飲，止嗽助消化

說到咳嗽，很多人就會想到熬點梨湯或者做個川貝雪梨。沒錯，梨確實有止咳的作用，只是它針對的是「燥咳」。比如，到了秋天，天氣變得乾燥，咽喉如果失去津液的滋潤就會沙啞，這時候的咳嗽非常清脆，基本上屬於乾咳少痰或是痰中帶血的狀態，舌苔比較少。像這種情況就可以用「川貝雪梨」滋潤一下，**把五克左右的川貝粉加到雪梨裡隔水燉，家裡沒有川貝的也可以用香油代替，這樣肺部得到滋潤，咳嗽的症狀就會有所改善**。

不過，有一種咳嗽用這方子治療反而不好，那就是「濕痰咳嗽」。為什麼呢？因為不管是川貝還是雪梨都是偏涼性的，濕為陰邪，用了寒涼藥就會雪上加霜。中醫講，濕非溫不化，這時適合用點溫藥。很多老年朋友胃腸功能下降，吃了東西不容易消化，嘴裡發黏，常有痰，舌苔也偏膩，這種情況就可以用「陳皮薏仁飲」調理一下。

陳皮薏仁飲的服用法

【材料】陳皮（最好用新會皮）十克，薏苡仁三十克。
【做法】將兩味藥放入砂鍋中，加水適量，煎沸二十分鐘，濾渣取汁。
【用法】代茶飲。
【功效】和胃祛痰。

新會皮是廣東新會縣產的橘子的外皮，這種橘子雖然吃起來很酸，不好吃，但橘皮卻特別好。新鮮的橘皮，性質燥烈，一掰開橘子，辛香的味道就四散走竄。但如果放一段時間，辛辣味就比較緩和，溫而不燥，行而不峻。所以，橘皮只要不發霉，越陳藥力越佳，可以行氣順氣而不耗氣。陳皮薏仁飲裡主要用到陳皮開胃去痰、理氣燥濕的作用。

其實，不光是橘皮，整顆橘子都可以入藥。橘葉：從藥物歸經上來看，它歸肝胃經，可以疏肝解鬱，行氣散結。當體內因為氣機鬱滯出現了結節時，就可以用橘葉來理氣消鬱、散結，我在治療甲狀腺結節的時候，常用橘葉，因為這種結節或是腫塊跟氣機鬱滯有關。

橘絡：橘子有個特點，就是越往裡越偏向走肝經和腎經，越往外越偏向走肺經和脾經。「橘絡」在橘皮裡面，正好處於半表半裡的位置，歸肝脾經，另外也有通經絡的作用。「橘絡」理氣的作用不那麼強，偏溫和。中醫上講，理氣藥物以辛燥者居多，化濕的時候容易損傷人體的正常津液，但是橘絡這方面的弊端就少多了。

橘核（橘的種子）：橘核歸肝經和腎經，有理氣散結、止痛的作用，常用在男性寒疝（一種急性腹痛的病症）引起的腹痛，也可以治療腎虛腰痛。它還有消除腫塊的作用，如果身上長了疱，可以把橘核搗爛後，拿醋調和一下敷在患處。

瞭解到橘子皮、絡、葉、核的藥用價值後，大家也不可盲目自行亂用，建議在中醫師的指導下辨證選用。

關於「痰」的名詞演繹

痰也是濕的一種，黏稠的濕就是痰，清稀的叫作「飲」或者「濕」。

《黃帝內經》全篇都沒有「痰」這個字，那時候用「飲」來表達，比如「水飲」、「積飲」等。到了漢代，張仲景在《金匱要略》中明確提出了「痰飲」的概念，這個「痰」即「淡」，同「澹」，指水波動盪的樣子。為了更清晰地形容人體的病理形狀，所以加了病字頭，稱為痰。

⑦失眠，找對病機不吃藥也可以

失眠的病因，有的是中焦濕熱，有的是肝胃失和，有的是心腎不交，心情、飲食與作息都與它息息相關。

失眠是我們最常見的睡眠障礙。正常的睡眠要多久呢？一般而言，六至八個小時比較合適，不過如果每天只能睡五個小時，也不必太緊張。只要睡醒後覺得神清氣爽，體力恢復了，這樣的睡眠就可以稱為良好的睡眠。

我在教學診時，有跟診的學生會奇怪地問：「為什麼您在治療失眠時，有的方子看不到多少安神藥，患者的失眠卻好了？」我告訴他們，同樣都是失眠，但有不同的病機。比如，有的是中焦濕熱，有的是肝胃失和，有的是心腎不交。只要從辨證入手，即便沒有多少安神的藥，也能治療失眠。

喝酒、生活不規律，易傷脾胃

我看過一位四十七歲的男性病人，他已經失眠好多年了，每天睡不到三小時，平時就靠服用安眠藥維持。體檢時發現他血壓高、血脂高、血糖高、尿酸高，醫院開了一大堆西藥，但是他擔心藥物的副作用，希望用中藥調理。來看診時，他說自己經常口乾口苦，有時候胸脘脹痛，足趾關節腫痛。我看他面色晦暗，舌體胖，舌苔黃膩，便問他大小便情況怎麼樣。他說經常便秘，大便黏滯不爽，小便發黃。我問他是不是經常喝酒。他說：「沒辦法啊，平時應酬多，不得不喝。」

這個病人平時生活沒有規律，飲酒過多，傷了脾胃，致使濕熱內蘊，上擾心神，導致睡眠不安。我給他開了點「芳化濕濁、和胃降逆」的藥，兩個月後隨訪，他很開心，說睡眠明顯改善，口乾口苦、腹脹便秘的症狀基本上也消失了。但是春節後他又來了，頂著大大的黑眼圈，說春節的時候沒辦法，要應酬，熬了幾個通宵，失眠又發作了。

現在很多人都像這位患者一樣，自己不遵守睡眠的規律，常常一熬夜就到淩晨一二點，腦子變得非常興奮。有的人因為睡不著去吃安定類藥物（安眠藥），吃到最後產生了依賴，人可能就變得狂躁起來。我有不少病人長期服用安定劑，剛開始一片就行，現在吃五、六片都沒用。

濕阻中焦，茯苓大棗可安眠

還有的人思慮過度，尤其是一些年輕人，白天整天對著電腦、手機，晚上雖然躺在床上了，心裡卻還在開會。中醫講，心主神志，心不靜下來，身體自然也得不到安寧。

另外，失眠還有可能跟飲食有關。《黃帝內經》有「胃不和則臥不安」的說法，強調脾胃失和、痰濕、食滯對睡眠的不良影響。有的人愛喝酒，但酒本身就容易導致濕熱內蘊，如果心神被蒙，人就會失眠多夢。

很多失眠的人問我，怎麼才能睡個好覺呢？我建議這些失眠者先反思一下自己為什麼會失眠，之後從生活上、飲食上去調理，再配合醫生的藥方，這樣才能標本兼治。

對於濕阻中焦引起的失眠，大家也可選用一些健脾利濕的保健食方，比如用茯苓煮粥喝，效果就很好。

「茯苓」是一種生長在松樹根部的真菌，而且只生長在頂葉不茂盛的古老蒼松下。所以，有句古話說：「千年古松，下有茯苓。」《神農本草經》把它列為上品，說它「久服，安魂養神，不饑延年」。**茯苓性平，味甘淡，具有利水燥土、瀉飲消痰之功，它健脾時不**

上火，利濕時又不傷正氣，可以說是除濕之聖藥。仲景方中很多主治水氣為患的名方，都有茯苓的身影，比如：五苓散、苓桂朮甘湯、真武湯、茯苓甘草湯、小半夏加茯苓湯等。

「茯苓」本身沒什麼藥味，所以即使加在食物中也不影響口感。對於脾濕失眠的病人，可以把茯苓與大棗、粳米共同煮粥，經常服用可以祛濕安神，緩解失眠的症狀。

茯苓大棗粥的做法

【材料】茯苓三十克，大棗五至十枚，粳米一百克。

【做法】茯苓用清水浸泡半小時，大棗掰開；將所有材料一起放入鍋中，先用大火燒開，然後改用小火慢煮，等粥煮至黏稠即可。

【用法】當主食吃。

【功效】健脾益氣，養血安神。

♥貼心提醒

茯苓還可以請中藥房打成粉末，這樣熬出來的粥，更容易吸收。

⑧為什麼會肥胖？其實是脾虛濕重

許多人變胖，不是營養過剩，甚至吃的比瘦子還少，「喝口冷水都長肉」時，不妨吃點化痰化濕的食物。

古有名言：「褲帶長，壽命短。」肥胖不僅會影響我們的生活品質，還會帶來健康隱憂，比如：糖尿病、高血脂、高血壓、內分泌紊亂、骨關節病。正是認識到了這一點，很多人會選擇去減肥，但往往這次減掉了沒多久時間，就復胖回來了。還有的人即使節食了，吃減肥藥了，但體重卻沒什麼變化。這是為什麼呢？

實際上，我們在臨床上所見到的胖子很多都屬於「脾虛濕阻型」。他們之所以變胖不是因為營養過剩，而是該代謝出去的水停留在體內，因此顯得肥胖。這種類型的人屬於濕重體質，體型偏胖，不愛運動，常常覺得身體發沉、疲倦。他們不見得飯量有多大，吃得跟普通人差不多，甚至比瘦子還少，但就是「喝口冷水都長肉」。像這樣的胖子，減肥時就不建議用單純的節食法了，因為他們本身吃得就不多，可以在三餐正常飲食的基礎上，逐步增加運動量。平時，也可以吃點化痰化濕的食物。

胃口好，不代表脾的運化好

當今優越的生活條件，讓很多人習慣於久坐少動，再加上生活不規律、飲食多肉少菜、藥物激素及空氣汙染等原因，越來越多的人因為脾氣虛弱而變成了胖子。有人說，我脾胃沒事，胃口挺好的，但還是很胖。**中醫有個名詞叫「胃強脾弱」，意思很明確，就是說這個人雖然胃口很好，很能吃，但脾運化的能力很弱，食物不能化成營養成分。**久而久之，這些未能運化的濕濁堆積起來，就變成了身體的贅肉。脾胃正好在人的中焦，所以很多人發胖，是先從肚子開始的，變得大腹便便。

脾虛了還會導致腎虛。因為腎為先天之本，脾為後天之本，如果脾胃氣血生化不足，就會導致腎氣虛弱。當身體的動力不足，其他臟腑的工作就會受到影響，新陳代謝因此減慢，肥胖也就越來越嚴重了。

《黃帝內經》說：「人過四十，陰氣自半。」人過了四十歲，腎精就會減少一半，這也是為什麼很多人一到中年就會迅速發福的原因。

減肥時，大家切忌亂吃瀉藥。因為瀉藥都是苦寒之藥，越瀉，體內陽氣越不足，「濕非溫不化」，濕邪化不開就變成了寒濕，反而加重症狀。如果平時大便乾燥難解的人，偶爾可以吃點番瀉葉、潤腸丸之類促進排便的藥物，但是，**「脾虛濕重」的肥胖者就一定要遠離瀉藥。**

自體「減肥」，五穴位讓你瘦下來

我在瑞士曾給一個名叫 Leuthard 的患者治病，他身高一百七十一公分，體重卻近一百公斤。為了減肥，他每天早晨都不吃飯，僅喝一杯減肥飲料。中午和晚上控制飲食，吃得也比較少。每天服用大量的維生素，喜歡喝甜品咖啡，平時飲水多而快。因為身體負擔太大，所以他平日很少運動。除了肥胖外，Leuthard 的大便一直不太好，每天腹瀉三至四次，同時還有肢體困重、失眠、舌體胖大等表現。就診時，Leuthard 苦惱地說，自己都節食五個月了，但體重卻絲毫未減。

許多減肥方法都是讓患者節食，並服用一些增加排便的藥物，這位外國患者本來就有腹瀉，又已經節食，按理說攝入的能量已經夠少了，但減肥卻一點效果也沒有。這是怎麼回事呢？

在中醫看來，肥胖也是一種病。我們周遭經常會看到一些體形肥胖者，他們的臉色大多發暗發黑，身上的肉捏起來硬梆梆的，而且還很痛。這種類型的胖子大多體內濕重，而且多是「脾虛腎虛」引起的。Leuthard 的肥胖就是這種情況，濕性趨下，所以他下肢容易水腫，濕濁影響到心神安謐，所以容易失眠。

在治療的時候，針藥並用。中藥用了生黃芪、防己、炒蒼朮、生薏苡仁、炒檳榔片、炒枳殼、車前子、半枝蓮、豬苓、益智仁。針刺上採用「平補平瀉」的方法，取穴中脘、天樞、關元、足三里（右）、豐隆（左）。

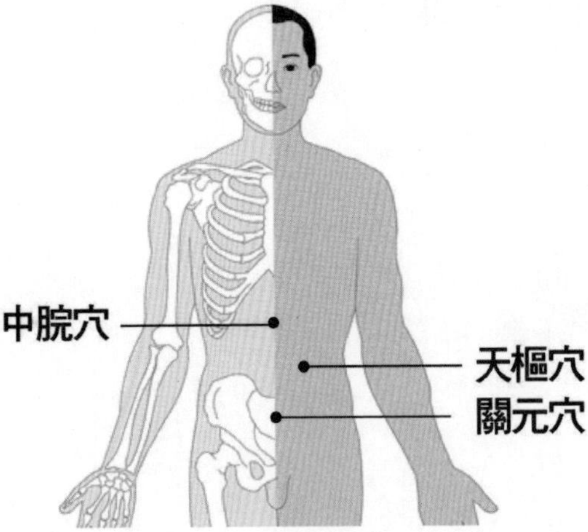

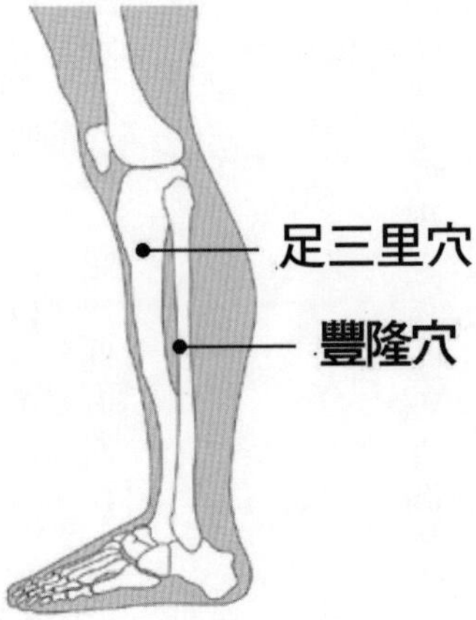

中脘穴在前正中線的肚臍上四寸的地方，有健胃運脾的功效；關元穴在肚臍下三寸的地方，這個穴位非常有用，不管你是過胖還是過瘦，它都能幫助調理平衡；天樞穴有左右兩個（在以肚臍為原點橫平向左右二指寬的地方即是），這個穴位是手陽明大腸經的「募穴」（指臟腑之氣匯聚於胸腹部的腧穴），能夠止瀉調理腸胃；豐隆穴在小腿前外側，當外踝尖上8寸，條口穴外，距脛骨前緣二橫指（中指）的地方，可祛濕化痰。

以上四個穴位置針二十分鐘，起針後他長舒一口氣，說整個身體都鬆活開來了，非常舒服。連續治療兩個星期後，他不再腹瀉，晚上能安穩睡覺，體重減輕了一公斤，腹圍也縮小

尋找穴位隨身量

在尋找穴位時，中醫有「同身尺寸」之稱，確定穴位時用自己的手指最為準確。

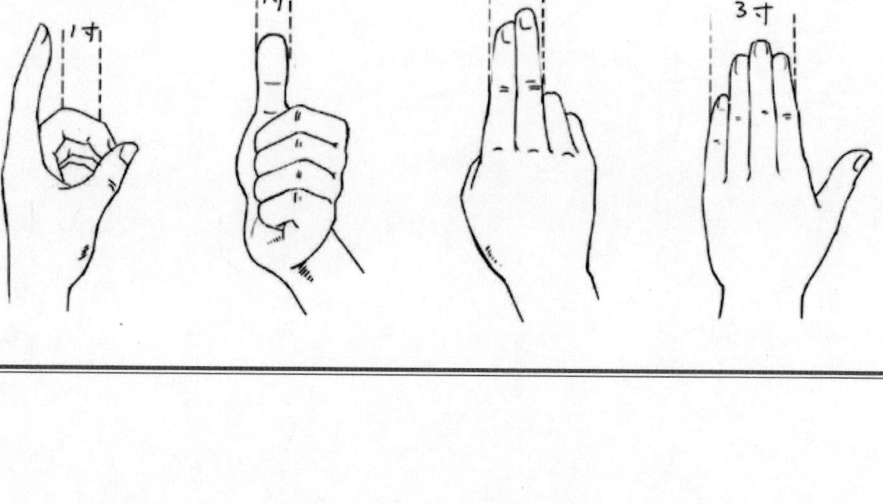

了一公分。後來，我們又在原方的基礎上加了一味「炒神麴」，並繼續為他針刺了一個月左右，他的體重減輕了五公斤，每天的睡眠時間能達到八個小時以上，工作上變得更有精神。

♥貼心提醒

上面提到的幾個穴位，大家雖因為非專業出身不能針刺，但是可以透過按摩、艾灸的方法來進行自我保健。另外，我們之前提到的摩腹法，也很適合肥胖者自我保健。

掌握三原則，體重就能不反彈

脾虛濕困導致的肥胖，可以從三個方面去改善：

首先要注意飲食。有的人因為熬夜讀書或者加班，晚上很晚才能睡覺。半夜餓了怎麼辦呢？為了省事，很多人就去煮泡麵。這樣下去不必一個月，體重就會直線上升。所以，睡覺之前不建議吃這種含澱粉和糖量高的食品。如果真的餓了，可以吃點堅果類或者一些清淡的宵夜，應淺嘗即止，不要吃得過飽，更要遠離那些油膩食品。對於脾虛濕困引起的肥胖人群，也可以透過適當的食療，幫助祛濕減肥。

比如，可以吃「薏苡仁冬瓜子粥」，用薏苡仁十克，冬瓜子十五克，粳米五十克熬粥，當早飯或者晚飯吃。薏苡仁和冬瓜子都有健脾去濕的功效，對於脾虛濕滯引起的肥胖等症都有很好的療效。

還有一種藥膳也可選擇。用山藥十五克，蓮子肉五克，薏苡仁十克，粳米五十克一起熬粥。有小便不利、拉肚子症狀的，還可加入白茯苓粉十克，以增強健脾利濕的功效，煮熟後加食鹽、味精、胡椒粉適量。這個藥膳比較適合中老年脾虛的人食用。

第二就是少吹冷氣，或者把溫度調高一點。夏季我們的毛孔要開合呼吸，使熱量隨汗液往外散發，達到降溫的目的。如果不讓它發汗，就不利於水液及代謝物的排泄。那麼水濕就會停聚，熱氣鬱裡。所以最好是適應大自然冬冷夏熱的溫度，少用冷氣。就算要用，也要保持在一種「動則生汗」的溫度，也就是不活動的時候不感覺熱，活動的時候能微微有汗，起碼要這種溫度才能保持毛孔的開合。而很多胖子，越胖越怕熱，經常把冷氣溫度開得很低，這樣更容易導致內熱上火。我曾遇到過一個病人，夏天要把冷氣開到攝氏十九度才能感覺舒服，不開冷氣，他馬上就喘不過氣來。

第三就是要適當運動。有人老說自己太忙，怎麼辦呢？其實隨時都可以運動，比如：上班時爬爬樓梯，就是很好的運動。老年人可以打打太極拳，練練八段錦，或者去跳跳廣場舞。

♥貼心提醒

肥胖者一定要找到自己肥胖的原因後再減肥，絕不能亂減。上面提到脾虛導致的肥胖，就不能輕易節食。只要一節食，脾虛的症狀馬上加重，身體就會出現其他的毛病。有些女孩，才二十多歲，一減肥，瘦是瘦了，卻出現了早搏（心律不整），減肥減出病可就得不償失啊。

⑨婦科疾病，「帶脈」健康很重要

按摩「帶脈穴」或者艾灸，有調經止帶的作用。很多腰腹肥大者，都與帶脈功能下降有關係。

婦科疾病在中醫裡又稱為「帶下病」，這個名字是中醫用了幾千年的名詞。《史記‧扁鵲蒼公列傳》記載：扁鵲過邯鄲，聞貴婦人，則為帶下醫。這裡的「帶下醫」，用現在的話說就是婦科醫生。「帶下」指腰帶以下或帶脈以下的部位，婦女多「帶下病」，所以古代將專門治療婦科疾病的醫生稱為「帶下醫」。

「帶脈」既是人體的一條經脈，又是穴位的名稱。經脈的位置大致是環繞腰臍一周，好似一根褲腰帶一樣。人體的其他經脈都是上下縱行的，唯有帶脈是一條橫向的經脈，它就像一根帶子把縱向的經脈連繫在一起，所以被稱為「帶脈」。帶脈有總束諸脈的作用，如果約束無力，諸經中陰液下滲，而為「帶下病」。**帶脈穴在側腹部，沿著十二肋骨游離端（肋骨共十二對，最末二對的前端則游離，未與胸骨連接）下方的垂線，與肚臍平行線的交叉位置即是「帶脈穴」，左右各一。**

平時，女性朋友可以在「帶脈穴」處進行推拿按摩或者艾灸，有調經止帶的作用。很多肥胖者，多是腰腹肥大，這與帶脈的約束功能下降有一定關係。這類患者在減肥時，就可以選取帶脈穴，再配合中脘、氣海、足三里等穴位進行治療。

俗話說「十女九帶」，這足以說明「帶下」是女人的常見症和多發症。正常的女子從青春期開始，因為腎氣充盈，脾氣健運，任脈通調，帶脈堅固，陰道內就會有少量白色或無色透明的黏性液體，尤其是在排卵期會增多，具有「潤澤陰戶，防禦外邪」的作用。這是正常的生理現象，俗稱白帶。但是，當陰道分泌物明顯增多，而且顏色、質地、氣味都出現異常的

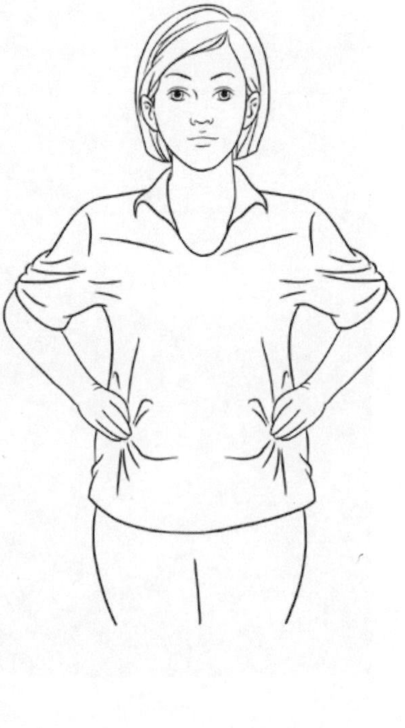

時候，就有可能患了帶下病。比如西醫所謂的各種炎症，包括骨盆腔炎、子宮頸炎、輸卵管炎、卵巢炎、子宮內膜炎等，都有帶下病的症狀。

月經與帶下，是女性獨有的排毒通道

我的經驗是，診治婦人疾病，一定要重視帶下。每當遇到女性患者，不管她來看什麼病，首先要問月經和帶下情況，這兩樣可以說是女人獨有的排毒通道。「帶下病」多能反應患者整體的生理、病理狀況以及疾病的性質特點。**如果患者患有其他疾病而兼有帶下者，我多會先調理帶症，等帶下病痊癒後再治其他的疾病。**比如，之前我治療過一位咳嗽、胃痛多年的患者，經過四診合參，因其帶下色白量多，所以用「健脾祛濕、調經止帶」之法治療一個月左右，患者不僅帶下正常，痛經不發，而且胃病和咳嗽這種多年的頑疾也豁然而癒了。

還有一個病例，發生在一九八〇年的正月。當時，一位三十六歲的女患者因為痛經來就診。這位女士在一次地震中因為受到驚嚇，之後不但白帶黃白相間，而且還多了痛經等症狀。每次經期都會提前四五日，而且在經前右邊小腹就會疼痛，逐漸擴大到整個下腹都凝痛難忍，同時她還伴有腰腿痠軟，精神疲倦，肢體困倦等症狀。這樣的情況已經持續了三年，曾被醫院診斷為「輕度子宮頸糜爛、繼發性痛經」。

我見她舌質暗紅，舌苔薄黃，綜合分析她應該是因為地震的驚嚇導致心情抑鬱，加上居住之地又比較潮濕，肝鬱脾虛，帶脈不束，濕性黏膩，最易阻滯氣機，所以繼發痛經。這種情況應該「健脾祛濕，清熱解鬱」。於是，我用傅青主的易黃湯加味治療，用了山藥、芡實、白果、川黃柏、蒼朮、薏苡仁、牡蠣、白芍等藥。複診時，她告訴我服藥沒多久，經期即到，疼痛輕了很多。我見有效，便不更改藥方，讓她繼續服用七劑。過了一個月左右，她與她先生一起來致謝，帶下病已經沒有了，而且經期也不再腹痛。

傅青主在《傅青主女科》帶下篇明確指出「帶下俱是濕證」，濕邪是帶下病發病的關鍵。**一般臨床上將帶下病按照五色分為五種，但實際上，以白帶和黃帶最為多見。**如果帶下清稀、色白量多者屬白帶，「白帶」是因為脾虛濕盛、肝鬱不舒、帶脈不固引起的，我常用「完帶湯」加減治療。「黃帶」多是濕熱下注引起，這時用傅青主的「易黃湯」較為合適。

解鬱、少冷飲，身心都健康

女性的「帶下病」多是因為「氣機鬱滯」或是飲食不當引起的，所以日常生活中女性朋友儘量不要壓抑情緒，有不開心的事就要找途徑適當發洩出來，或是透過修養身心來調節。必要時，也可以請精神科醫師開導抒解心情。

有很多女性愛吃水果、愛喝冷飲，這些東西吃多了，容易傷害脾陽，導致體內多餘的水液變成了濕濁，這種濕濁下滲到帶脈，如果帶脈固攝不住，白帶就會增多。所以，**女性吃水果要有節制，而且要應時，什麼時候吃什麼水果都是有節律的，若是一年四季總是吃違反季節的水果，對身體健康不利。**

第五章

慢性病調理法，三分治病七分養

濕邪是大多數慢性病和疑難雜症的源頭與幫凶。這些病發作時的性質與濕邪重濁、黏滯不爽、膠著難解的特點非常相似。而且，絕大多數患者都伴有食慾不佳、飯後胃脹、倦怠乏力、四肢重濁疲困、肢體腫脹、大便不爽等脾虛濕阻的表現。因此，對於慢性疑難重症的治療，我大多以脾胃為根本，兼重濕邪的治療。

① 治眩暈，「升清降濁」氣機才能好

若是濕邪阻滯了氣機的升降，清陽不能上升，那頭還能不暈嗎？

很多人會有眩暈的感覺，眩是指眼目昏花，暈是指周圍景物旋轉以致站立不穩，兩者常常同時出現所以稱為眩暈。其實，眩暈有時跟濕邪有關。試想，本來脾胃是有升清降濁的作用，清陽之氣應該上升至頭部，人才會覺得頭腦清醒，如果此時濕邪阻滯了氣機的升降，清陽不能上升，那頭還能不暈嗎？

有個病人一暈起來就天旋地轉，一個月發作六、七次。初診時已經是眩暈發作的第二個月了，當時他的情況比第一個月稍好一些。他跟我說，什麼核磁共振等各種檢查都做遍了，就是找不到原因，心理壓力很重，總覺得是血管堵住了。發作時他只能躺著，不能動，偶爾還會嘔吐。眩暈之外，還伴有痰多、小便黃、渴不欲飲、胃部脹滿、失眠的症狀。

濕困三焦，就用三仁湯

結合四診，我發現這個病人就是典型的濕邪阻滯氣機引起的眩暈。他的脾胃被濕邪阻滯了，氣機的升降功能受阻，所以清陽不能上升，營養不能上去。這種情況就像陰天一樣，天上被一片片的烏雲籠罩。病人自己也說：「我就覺得我一發作起來，腦子裡就跟有漿糊一樣。」

所以我用了升清降濁的方子，用三仁湯加減，基本上眩暈的問題就控制住了。

水濕一去，氣機的升降如常，眩暈自然也就沒有了。當然，三仁湯不僅可以用於眩暈的治療，**臨床上只要是對於濕困三焦的疾病都可以用三仁湯加減調治，這在中醫叫「異病同治」**。不過，這幾個畢竟是藥物，大家在服用前最好詢問一下醫師。如果是平時保健，可以服用之前提到的三仁粥。

血壓太低，就喝生脈飲

我們剛才說了濕邪引起的眩暈，還有一種眩暈和濕邪無關，而是人體氣機本身的升降出現了問題。

對於氣升得不夠，比如一些低血壓引起的眩暈，我們可以用一些補法，比如生脈飲。這種眩暈的特點是：勞累的時候加重。例如，有的人上午勞動了，到了下午覺得眩暈，休息後就能緩解。這是氣升得不夠引起的，像這種情況就可以用點「生脈飲」。如果你當時正在工作不能休息，含兩片紅參也可以改善，尤其是在下午的時候能改善疲勞狀態。

紅參也比較適合身體虛弱的老年人服用。老年人隨著整體機能的下降，容易疲勞，行動緩慢。比如，排便的時候覺得氣不夠了，走路的時候覺得氣短，上氣不接下氣，還有很多老人說話說到最後就聽不到尾聲了。這種情況下就可以用紅參，含在嘴裡或者泡茶都可以。**不過，氣不要升得太過，有高血壓或者脾氣比較急躁的人就毋需服用**。

血壓高者，菊花枸杞降火氣

到了夏季，很多人有虛的症狀，這時我們可以把「紅參」替換為「西洋參」，再加一點「石斛」泡茶喝。這個方子等於是把「生脈飲」改變了一下，更適合一般人，喝起來不會有太大偏差。

氣升得太過，最常見的就是高血壓，不過臨床上有些人血壓不高也有類似眩暈的症狀。這種類型的眩暈，患者通常脾氣不太好，容易發怒，肝火比較旺。**這時就可以用菊花、枸杞泡茶喝**，這兩味藥一個清上，一個滋下，可以改善人體氣機太過的狀態。

菊花枸杞茶的做法

【材料】菊花、枸杞各五克。

【做法】將二者用熱水沖泡，五分鐘即可飲用。

【用法】每天上午代茶飲用。

【功效】散風清熱，降脂降壓。

②治胃病，身、心要雙管齊下

胃脹、胃酸、沒食慾，除了依靠醫藥之外，學會放鬆、適當飲食很重要。

我研究脾胃學說幾十年，最後總結出十八字訣：持中央，運四旁，怡情志，調升降，顧潤燥，納化常。可以說，前面的十五個字都是為了最後的「納化常」鋪路的。「納」指的就是我們胃的受納功能，簡單來說就是將食物吃進去。「納」是第一步，沒有它就沒有脾的運化，食物也就無法真正補養到我們的身體。

如果一個人的胃不好，納不了，就會出現食後痞滿、噯氣、呃逆的症狀。吃進去的食物停滯在胃部不蠕動，胃氣上逆，所以會出現打嗝、泛酸。痞滿是什麼感覺？我們看「痞」這個字，「痞」中間有個「否」，在易經中有個否卦，指的是天地不通，不能上下交合。

痞滿指的就是清氣不升，濁氣不降，導致脘腹脹滿的感覺。我們正常人感覺不到胃的位置，但痞滿的人會覺得胃部有飽滿的感覺，也就是胃存在感，可是又不痛，摸起來是軟的。這種人常常一吃就飽，再吃就胃脹、泛酸。

現今，很多人都有胃病，這從鋪天蓋地的胃藥廣告中就能看出來。胃病為什麼這麼多？這和我們對待它的方式有關。

清熱化濕，治本不能急

我曾治療過一位六十一歲的男性患者，這個人看起來身體比較壯實，平時喜歡喝茶喝酒，也是個老菸槍。數年來，他常常感到胃脘疼痛，並伴有口乾舌燥、腹脹、泛酸、食慾減少、大便溏薄不爽等症。一年前他在醫院裡做過檢查，被診斷為「糜爛性胃炎」、「胃潰瘍」。服西藥後，他的病症有所減輕，但是因為有副作用就沒再繼續服用，後來就找到我來為他診治。

這名患者的胃痛和他的生活習慣息息相關。菸酒辛辣厚味容易損傷脾胃，致使濕熱中阻，濕蘊熱蒸，時間久了胃膜潰爛，所以他才會覺得胃部灼熱疼痛。在治療的時候，我就用到「清熱化濕」的方法。二診時為了縮短療程，我還為他配了散劑以便直接作用於潰瘍局部。前後治療半年多，主要以加減「正氣散」和「黃芩滑石湯」進退，始終貫穿著「清熱化濕」治法，調理脾胃以治本。

胃潰瘍散劑的服用法

【材料】鳳凰衣（焙）、三七粉各十克，炙乳沒（乳香加沒藥，兩藥功效相似，常一併使用）六克，木香九克。

【做法】將這些藥物一起研成細末後，裝入膠囊裡。

【用法】每次溫開水送服一．五至二克，每日二至三次。

【適應症】適用於胃痛潰瘍或糜爛。

在治療的時候，也提醒他很多飲食上的注意事項，要做到飲食有節。胃病並不難治，難的是糾正我們的壞習慣。如果飲食生活能規律，那身體恢復起來也更迅速。

胃病不難治，飲食習慣為首要

在我看來，有了胃病一定要會養，而養胃最簡單直接的方式就是從飲食上入手。

胃腸的蠕動是緩慢而從容的，可是現在很多人吃個飯都匆匆忙忙。有的人一邊吃早餐一邊趕路；有的人匆匆忙忙往嘴裡扒兩口，幾分鐘就吃完一頓飯。脾胃沒有一個安靜消化食物的時間，又怎會為你舒舒服服地工作呢？

除了細嚼慢嚥，放慢進食的速度外，還要注意飲食結構的合理性。有的人無肉不歡，嗜好口味較重的食物，這些肥甘厚味容易生濕、生痰、化熱，時間久了胃部容易生潰瘍；有的人愛喝冷飲、濃茶，損傷脾胃陽氣而令寒濕內生，出現腹痛、腹瀉；有的人愛吃辛辣食物，久之腸胃積熱，大便乾燥，得了痔瘡。總之，那些不好好吃飯的，沒幾個不得胃病的。

有了胃病的人，更要做到飲食有節。節是節律，一天三餐，要按時吃；節也是節制，不要因為不好吃就不吃、少吃，也不要因為太喜歡就吃得過飽，一般以八分飽為度。《黃帝內經》有言：美其食，任其服，樂其俗，高下不相慕。當然，涼的、辣的、刺激性的東西，不要吃太多，儘量吃容易消化的。

怎麼吃？中醫有撇步

有時候碰到胃病患者，我也會和他們分享我自己的飲食經驗。在這裡也介紹給大家，以供參考。

早飯我吃得比較簡單，一般以青菜為主，有時也吃點胡蘿蔔、黃瓜或者木耳。也吃一點豆包、饅頭、花捲或者麵包，然後喝半碗粥，半碗牛奶加咖啡，吃幾口家裡的醋泡生薑。

蔬菜的做法，儘量是原汁原味地調拌，但不吃涼的，比如說胡蘿蔔要把它燙熟，黃瓜在鍋裡熗一下，要保證營養成分不被破壞。我喜歡吃白菜、豆腐這類清淡的食品，午飯一般有魚有肉。每一頓我都會吃幾口肉，但是吃得不多，主要還是蔬菜。晚飯則吃粥比較多，然後再吃一點麵食，比如：發糕、饅頭這些。

當然了，飲食方面，大家也需根據自己的身體調整。例如，我不吃堅果，因為年紀大牙齒變弱；**從體質上說，我比較瘦，而瘦子多火，所以燥熱的食品我一般不吃。**

年齡大了，一般消化能力大多下降，要儘量避開過寒過熱的食物，避免對胃的刺激，保護好這個後天之本。比如：梨，就可以削皮後切成塊，去梨核，放一點薑絲，開鍋以後放在鍋裡蒸，差不多蒸三至五分鐘，就可以拿出來吃了。這樣做，梨的脆感還保留著，但卻去了梨的寒性。其他水果，例如蘋果、柳丁，一般就是做成果醬吃。生的水果我也吃一點兒，尤其是覺得有點上火時。實際上怎麼吃，都是根據四季冷暖及體內寒熱變化而定。

飯後不用腦，放鬆胃就好

思傷脾，也就是說過度思慮的人脾胃容易出問題。為什麼呢？因為我們吃完飯後，人的氣血應該往胃部走，幫助消化，可是如果壓力大，經常用腦，這時候氣血長期向腦子上走，胃受納的功能就會受到影響。現在很多司機都有胃病，就是因為他一開車，腦子就高度緊張，氣血向上走，時間長了吃進的食物沒有充分消化，就容易出現胃潰瘍、胃下垂一類的胃病。如果用西醫理論來解釋，那就是精神壓力導致自主神經功能紊亂。

諸葛亮可以說是勞心費神又不好好吃飯的典型，他一生謹慎小心，深謀遠慮，對於軍中各項事務也都要一一過問，去世時才五十四歲。而對於他的死，司馬懿倒是早就料到了。當時諸葛亮送女人的衣服給司馬懿，使用激將法讓其出戰。司馬懿接受後，詢問蜀國使者：「你們丞相吃飯怎麼樣？工作怎麼樣？」使者回答：「丞相夙興夜寐，罰二十以上者親覽焉。所啖之食，日不過數升。」司馬懿感慨地說：「孔明食少事繁，豈能久乎。」也難怪古人會說：「謀為過當，食飲不敵，養生之大患也。」

所以，那些平時思慮較多的人，要學會讓大腦放鬆的方法。

在工作之餘，可以聽聽輕音樂，不建議聽打擊樂，多聽比較慢的音樂，如古箏、古琴、二胡等演奏的中國古典音樂、民族音樂，具有輕鬆愉快、身心和諧之妙，讓人感覺身心愉悅。如果是節奏快的音樂，建議把聲音調到非常低，低到什麼程度呢？低到一定要特別專心才能聽見它，這種音樂也能幫你入靜。當然聽慢音樂效果更好。

晚上可以泡泡腳，引血下行，讓大腦休息一下。或者每天做適當的運動。總之，找到適合自己的放鬆方式，減少精神壓力，就能調整身心，遠離胃病。

熬點陳皮粥，把胃口打開

曾在一個養生節目中，遇到一位女士，她平時食慾還不錯，就是吃完飯後覺得兩脅（胸部兩側，腋下至肋骨盡處）脹，尤其是晚上那頓飯不敢吃。脹滿的感覺，會在睡一覺後消失。

我問她：「你是哪裡人？」我為什麼這麼問呢？其實作為醫生要瞭解各地的生活習慣，很多人生病都是和當地的環境及生活習慣有關。例如，從飲食方面來說，北方人吃得偏鹹，南方人吃得偏甜，東北人吃酸菜比較多，湖北、湖南人愛吃辣。了解這些，可以幫助醫生判斷患者的病因和病情。

這位女士說她是河北青縣的。我又問她：「平時吃得鹹嗎？」她回答，原來吃的食物偏鹹，最近幾年了解到鹽吃多了對身體不好，所以吃得沒那麼鹹了。

因為時間有限，我沒辦法進行詳細的四診，但是大概可以判斷這位女士之所以飯後脹滿，有兩個主要原因：一是本身脾胃功能減弱，二是跟生悶氣有關係。**肝經分布在兩脅，如果肝氣不舒就會出現兩脅脹滿的症狀**。所以，我告訴她在服用助消化藥物的同時，還要保持心情的舒暢，像是在吃飯前可以聽聽音樂，有助心情愉悅。平時自己在家還可以喝點陳皮飲或者陳皮粥，幫助消化。

陳皮粥的做法

【材料】陳皮五克，小米或大米半杯。

【做法】將切成絲的陳皮和大米或小米一起熬煮，大火煮沸後改小火繼續煮二十分鐘左右。

【功效】溫胃散寒、理氣健脾，適合胃部脹滿、消化不良、食慾減退者。

陳皮是曬乾的橘皮，越陳藥效越好。中醫認為，陳皮味辛、苦，性溫，歸脾、胃經，有健脾開胃的功效，主治消化不良。我平時愛用新會陳皮，這種陳皮氣味比較濃，開胃的效果更好。**家裡沒有陳皮的，也可在做飯的時候把洗淨的橘皮切成細條，燜飯的時候撒上一點。**

③ 脂肪肝，治肝膽不可失脾胃

肝膽上的濕熱無法短時間去除，長期服用苦寒藥物會損傷脾胃，所以要保護好脾胃，否則再好的藥也發揮不了作用。

我們的身體或多或少都會有些小問題，這些問題其實都是身體給的警示，提醒我們需要注意的地方。譬如，**當出現了口苦口乾時**，**就要考慮肝膽問題**。如果這時候的**舌苔黃膩**，**那多半是肝膽濕熱**。當一個物品在過於潮濕的環境中就容易腐爛，腐爛後鬱而發熱，熱就會向上竄。我們身體內部也是如此，所以肝膽濕熱的病人常表現為舌苔黃膩或口苦口乾。

有個四十多歲的公司經理，身材很胖，在一次例行體檢中發現自己有脂肪肝，而且是中重度脂肪肝。體檢還發現他有慢性膽囊炎，膽紅素偏高，血脂也高，血糖指數在臨界值，所有的代謝類疾病好像都沾上邊。當時醫生告訴他，現在的病情要及時治療，否則發展下

健康檢測站「肝膽濕熱的常見症狀」

◆頭昏頭脹 ◆口苦口黏 ◆困倦乏力

◆舌體胖大 ◆舌苔厚膩 ◆血壓不穩

去後果很嚴重。後來，這位公司經理便來找中醫調理。就診時，他的舌苔是黃膩的，舌質偏紅，舌體胖大。

醫生問他：「大小便怎麼樣？」他說：「我的大便有點兒黏，每次解大便非常費力，而且要沖好幾次才能乾淨，氣味很重。小便也黃。」找中醫看病，大小便是一定會被問的問題，因為這反映了身體的代謝狀況。綜合他的體檢報告和這些資訊，判斷他是肝膽濕熱，最後用「茵陳蒿湯」加減來治療。

兩個月後他來複診，表示很多症狀都已改善，像原本工作時脾氣不好，經常發火，現在上班時情緒比較好，頭昏腦脹等症狀也好轉很多。後來他還去檢查肝功能，發現轉胺酶（肝功能指數之一）也大致正常了。

茵陳大棗湯，肝膽濕熱的代表方

「茵陳蒿湯」出自東漢張仲景所著的《傷寒雜病論》，有清熱利濕退黃的作用，兩千年來一直作為治療濕熱黃疸的代表方劑。

中藥房裡所售的茵陳一般為綿茵陳，摸起來軟綿綿的，清利肝膽濕熱的效果很好。中藥講究道地藥材，並有它嚴格的採集期，當季是藥，過季是草。比如採集茵陳，諺云：三月茵陳，四月蒿，六、七月過當柴燒。

關於「茵陳」的採集期，有這麼一個華佗「三試茵陳」的傳說。

華佗曾治一黃癆（相當於現在的黃疸性肝炎）的病人，治了好久都沒有效果。過了一段時間，華佗發現病人突然好了，於是急忙問他吃了什麼藥，這個病人說自己吃了一種綠茵茵的野草。

華佗一看，原來是茵陳，於是就去野外採集了一些。不過，他給其他黃癆病人服用後，卻發現沒有效果。

於是，華佗又去問這個已痊癒的病人，吃的是幾月的茵陳。病人說是三月的。

到了第二年春天，華佗又採集了很多三月的茵陳，這次給黃癆病人服用後，果然有了好轉。不過，一旦茵陳過了三月，效果又不行了。

為了摸清茵陳的功效，華佗在第三年把每個月份的茵陳都採集了，還對茵陳根莖葉的功效進行了實驗。結果發現，只有二、三月的茵陳，其莖葉治療黃癆病功效最好。

《黃帝內經》中講，春三月，此謂發陳。這個月份正是陽氣上升、百草萌生的好時節，茵陳也最有藥力。茵陳過冬而不死，到了來年春季，它以推陳出新的姿態從陳舊腐爛的植物中冒出嫩嫩的芽苗，代表著一種春生之氣，所以功效最好。春天郊遊踏青之時，不妨在遊玩之餘採點茵陳，回來涼拌、翻炒，美味又養生。

平時肝膽濕熱的朋友，也可以將**茵陳和大棗搭配**，作為家庭保健的良方。**這個方子適用下面兩條件兼具的人：一是要有肝膽的症狀，比如脾氣急躁，肝區疼痛、不適，慢性膽囊炎，脂肪肝等；二是體內有濕熱，像舌質偏紅，舌苔黃膩**。如果你自己看不懂舌苔，起碼要有口苦、口黏的感覺。否則單純的一般濕邪，沒有化熱的，不建議採用這種方法。

茵陳大棗湯的服用法

【材料】茵陳十二克，大棗十枚。
【做法】將大棗掰碎，與茵陳共入鍋中，加水五百毫升，煎至三百毫升。
【用法】飯後飲用。分一至二次食棗、喝湯，也可代茶隨飲。

茵陳是一種苦寒的藥，喝起來口感不太好，大棗有保護脾胃的作用，而且味甜，加入後，一是可以保護脾胃，二是可以中和苦寒的味道。茵陳和大棗的搭配符合中醫的原則，既清利肝膽，又顧及脾胃。

為什麼肝膽上的病，還要照顧到脾胃呢？中醫有云，濕性纏綿，肝膽上的濕熱不是短時間能去除的。濕熱膠結，如油入麵。什麼意思呢？人體內的濕熱狀況，就好像把油和麵粉混在一起，難分難解。不管是保健用的「茵陳大棗湯」還是醫生開的「茵陳蒿湯」，都要服用一段時間才能發揮效用。長期服用苦寒的藥物一定會損傷脾胃，所以要保護好脾胃，否則再好的藥也發揮不了作用。而且，如果不保護脾胃，肝膽疾病嚴重到一定程度時，也會損傷到脾胃。所以，張仲景在《金匱要略》中提到「見肝之病，知肝傳脾，當先實脾」，這個觀念在現在臨床上的應用非常廣泛。

「天麻」，緩解肩背緊張好放鬆

在繁忙的工作、緊張的生活中，現代人普遍壓力很大，這也是造成肝膽濕熱的一個重要原因。稍微了解中醫的人都知道，**中醫的肝膽並不僅僅是解剖學的概念，還包括精神、神經系統**。舉個例子，我們形容一個人愛發脾氣時會說他「肝火旺」，這並非是指他肝臟著火了。我們說一個人「膽小如鼠」，也不是說他膽囊小得跟老鼠一樣。從這些俗語中可以看出，肝膽和人情緒上的密切關係。

日本是我外出講學次數較多的國家之一，我發現日本人的生活節奏比較快，上班族喜歡喝可以提神的飲料。這些飲料裡添加了大量的咖啡因、牛磺酸、糖分、維生素。熬夜加班或者因為睡眠不足疲勞時，他們會買這種飲料喝，基本上喝下去半小時就會有效果。不過，經常這樣做無異飲鴆止渴，提前消耗自己的精力。

來診間看病的，有很多日本患者都有「肩背拘急」的現象。肩背拘急是什麼模樣呢？我們的肌肉摸起來是軟的，但是有肩背拘急的患者，從後脖頸到頭部、背部都是僵硬狀態。在幫他們治病時，我習慣用點兒天麻，來幫助緩解精神緊張。

健康檢測站「精神緊張的表現」

◆肩部僵硬 ◆項背拘急
◆經常聳肩、握拳 ◆口中黏膩不爽

有個五十歲左右的日本男患者，因為頭痛難忍來治療。他形容自己頭脹得厲害，總想用指關節使勁按壓太陽穴；同時，頭頂還發熱。為此，他特地選了玉石當枕頭，沒想到就寢後第二天早上卻發現——連玉石都是燙的。他的睡眠品質不好，很難入眠，即使睡著了半夜也容易醒，只要醒來他就會幫頭部做按摩。此外，他嘴裡還常有口腔潰瘍，如果不小心咬破了嘴唇就會形成潰瘍。吃完飯，胃裡總覺得滿，大便難解、發黏。綜合他的情況，治療上我用了「溫膽湯」合「半夏白術天麻湯」。

現代人在養生方面，有一個錯誤的觀念：總喜歡用補藥來對待身體上出現的不適。腦子累了，吃點核桃補補腦；身體累了，喝點補中益氣湯……諸如此類。其實，**人在高壓工作後，最應考慮的不是滋補，而是抑制興奮狀態**。這就好比一台機器已經持續轉了一整天，到了晚上由於慣性它還會轉，所以有的人晚上就睡不著覺。

對於因為精神壓力大造成的失眠、頭痛、肩背拘急等症狀，可以考慮用天麻來調理。

涼拌天麻

【材料】鮮天麻一小段，蔥、薑、鹽等調味料各少許。

【做法】將鮮天麻塊洗淨，用刀像切馬鈴薯一樣切絲或切片，然後用開水焯一下撈出，待涼後和蔥絲、薑絲一起加鹽等拌勻即可。

【功效】緩解精神壓力過大造成的頭痛、失眠等症。

也可以根據個人喜好，增加一些搭配的食材。

♥貼心提醒

天麻性味甘平，所以可作為家庭食療的一種材料，它主要有三大功效：

第一，天麻可以息風止痙。風是搖擺不定的，中醫把凡是動盪不定造成的疾病都稱為風，比如：頭暈、半身不遂、高血壓等。天麻可以平息肝風，制止痙攣抽搐。

第二，天麻可平抑肝陽。肝陽上亢是指人的興奮狀態，情緒激動，容易發火。如上述案例中的病人，雖然性格上沒有攻擊性，平時也不會激動，但是因用腦過度，氣血都沖到了頭上，在中醫看來也有肝陽上亢證，需要用天麻。

第三，天麻還可以祛除外風，通絡止痛，所以常用來治療中風半身不遂、言語不利、四肢麻木等。

冬天麻（冬季採摘者）的藥性比較好，鮮天麻可以在菜市場買到，如果沒有鮮天麻也可以用乾天麻燉湯。

④ 膽結石，膽汁排泄通暢不沉積

有沒有吃早飯、是否記得喝水，都跟膽汁的排泄是否通暢有關，想要不結石，就要想辦法疏通它。

膽結石這種病如今越來越多。很多膽結石患者都有不好的飲食習慣，如有些人無肉不歡，每頓飯不吃肉就覺得沒滋味；有的人喜歡暴飲暴食，每頓飯不吃到撐就覺得沒吃飽；另外還有些學生和上班族不愛吃早餐。這些都是膽結石的誘發因素。

膽腑的生理功能我們可以用兩句話來概括：一是膽主決斷，調情志；二是膽藏精汁，主疏泄。中醫講，膽汁乃肝之餘氣所化，膽腑所儲藏的膽汁，其實是在肝臟裡生成的。膽疏泄膽汁的功能是有規律的：當我們吃飯時會刺激到膽囊，膽囊收縮，膽汁排入小腸來促進食物的消化；當我們沒吃飯時，膽汁就貯存起來，等到下次吃飯時再集中使用。如果你今天沒吃早飯，甚至連水也沒喝一口就匆匆忙忙去上班，前一晚儲存在膽囊中的膽汁就沒機會排出去，如果長期瘀積在膽囊中就會產生沉澱，形成結石。

老年患者，化濕排石不宜峻攻

我在廣安門醫院時經常參加會診，有一次某醫院邀我為一位南方來的老人會診。這個老人入院以來持續高燒不退，右肋下有一香蕉大小的腫塊，懷疑是腫瘤。因他年紀較大，體質又弱，為了慎重起見，醫院打電話請我過去看看。除了高燒和右肋腫塊外，老人還有腹部脹滿、厭食、口苦口乾的症狀，他的舌苔黃厚膩，脈弦滑。而且聽主治醫師講，這個老人平時喜歡抽菸，還喜歡吃甜食。原本他就膽氣鬱結、濕熱薰蒸，加上愛吃甜食，更會使痰濕滋生，濕熱交蒸導致高燒。考慮到老人雖然病了很久，但仍屬於濕熱阻滯肝膽，所以我就開了幾服清熱祛濕、芳香化濁的中藥。

患者服用後，高燒很快退了，這時醫院做的檢查也出來了，原來是膽總管結石。他們主張儘快做手術，進行膽囊切除，但老人不願做手術，堅持要我用中醫給他治療。我從來沒治療過如此嚴重的膽石症患者，為安全起見又請了一位中西醫結合治療膽石症的醫生會診，那位醫師檢查後對病人說，他的膽總管阻塞，膽汁不能外流，膽囊脹到了極點，這就好像妊娠女性的子宮如果不能收縮，就不能分娩一樣，所以還是建議他手術切除比較好。

只是這位老人家是個固執的人，依然堅持要用中醫治療。

我考慮到他年歲已大，久病體虛，不能峻攻，就用補中益氣湯加上可化濕排石的金錢草膏、雞內金、虎杖等進行調治。**膽結石，主要和體內肝膽疏泄不通以及脾運功能失調有關**。肝與脾需要相互協調合作，肝疏泄順暢，氣就不會鬱結，濕熱也不會堆積，更不會煎灼成石。

中醫治療膽結石的藥都是寒性的，清熱祛濕效果雖好，卻很容易傷脾陽，因此，在治療膽結石的同時要注意益氣健脾。

就這樣，治療一個月後，老人的尿液開始出現渾濁，大便也開始排出泥沙樣結石，原本在右肋的腫塊逐漸縮小。後來，在老人的排便中發現了像樹木年輪一樣的結石，一層一層的。根據他的症狀，我又為他修改了藥方，經過一段時間的調養後，老人就康復出院了。

我常提醒跟診的學生，在治療膽結石時，不要只盯著石頭治，世上的事物都是複雜的，一種疾病按照成因、臨床表現等有不同的證候之分。我們要將目光放在整體上，有濕的化濕，有熱的清熱，在開方時還要顧及病人的體質。這個病例也證明，只要我們努力探索，想方設法，中醫在臨床上還可以繼續創造新的奇蹟。

養膽護膽，需守三項生活守則

醫生在看完病，都會給一些醫囑。我們治病不單從藥物上幫病人排出結石，同時更要病人生活上的配合（如適當運動），飲食上少葷多素。如此內外結合，人藥合一，才能把疾病真正祛除。

對於膽結石患者，我有下面三點生活建議。

一、平時要規律生活

這個規律包含兩方面，既要飲食規律，又要作息規律。我們前面說過膽汁的排泄是有規律的，如果你不吃早餐，愛吃宵夜，不規律的飲食會導致全身代謝都不規律，影響膽汁排泄。很多年輕人有晚睡的習慣，這個一定要改，因為晚上十一點是膽經當令，正是陽氣生發的時候，如果此時不睡覺，膽的少陽生機受損，膽病也就會隨之而來。

二、要少吃油膩黏滯食品，少喝飲料

過於油膩的食物比較難消化，進入我們體內也容易引起濕濁。水流如果清澈就會流得

很快，因為沒有淤滯，沒有阻力；而渾濁、黏稠的水，相對就會流得慢一些。油膩之物吃進來容易，排出去難，所以很多人會覺得自己到了進餐時間卻不餓。膽以「通降為順」，通降的功能受到影響，就會導致膽結石的產生。常喝飲料也是這樣的道理。

三、要避免長期情志不暢

情志不暢有兩種代表性的性格：一種是脾氣火爆，容易和人爭吵；另一種是內向，遇事都悶在肚子裡，想太多。中醫講，膽主決斷，所以如果長期情志不暢，肝膽經脈堵塞瘀滯，就會影響膽汁的分泌和排泄。對於第一種人，可以多聽聽音樂，而且要聽節奏緩慢一點的古典音樂，陶冶情操；對於第二種人，則可以和朋友多交流或多做運動，以此紓解自己鬱悶的情緒。

⑤高血壓，治療必須「對症下藥」

高血壓的致病因有：「肝陽上亢」、「痰濕中阻」、「陰虛陽亢」等等，不同的病因要用不同的治療方式才有效。

有很多高血壓病人來看病時，直接說：「醫生，我高血壓，您給我開點藥吃吧。」**其實，在中醫裡是沒有高血壓這個名詞的，根據高血壓的症狀表現多歸類到眩暈、頭痛的範疇，有「肝陽上亢」引起的，有「痰濕中阻」引起的，有「陰虛陽亢」引起的等等。**

三大病因，如何判別？

如果是「肝陽上亢」，就採用「育陰潛陽」的方法，讓陽氣往下降下來。這類病人通常會伴有頭暈頭脹、脾氣急、耳鳴、臉紅、頭頂發熱等症狀。我曾有這樣一個患者，他是一個企業的負責人，平時工作緊張，壓力大，生活沒有規律，年紀輕輕就患上高血壓。經西醫診治服用降壓藥後，血壓雖然降下來了，但是頭脹、頭暈、乏力的症狀卻不見好轉，平時他性格比較急躁，腰痠，舌體胖，苔白膩。對於這種「陽氣亢張於上」的高血壓，在治療時要「上清下滋、清補並施」。我為他治療了三個月，患者的血壓由原來的收縮壓180毫米汞柱／舒張壓120毫米汞柱，降到了收縮壓110毫米汞柱／舒張壓80毫米汞柱，精神狀態也很不錯。

如果是由「痰濕中阻」引起的高血壓，說明血管裡的血已經變得黏稠了，這時候就要「化痰祛瘀」。我們可以簡單地把血壓理解為血管中的壓力。血管為什麼要有壓力呢？打個比方，我們知道水往低處流，如果你家住在八樓，水泵卻在一樓，想要水龍頭出水，水泵就要施加足夠的壓力才行。身體也是如此，心臟泵出的血液要想輸送到全身各個角落，必須要提供一定的壓力，否則血液循環就無法正常進行。這個壓力有一定的範圍，正常血壓是收縮壓（高壓）90～140毫米汞柱，舒張壓（低壓）60～90毫米汞柱。不過，如果這時候血液黏稠了或是供血量不足了，心臟就會加快跳動以增加壓力，排除循環障礙，促使血壓到達肢體的末端。

從這個角度看，高血壓好像是好事，起碼壓力增強是為了我們身體的各個角落能得到血液的滋養。但是如果高血壓得不到控制，心臟一直拚命工作加大血壓，就會因為過勞而出現問題。而且血壓太高了，血管萬一扛不住這種壓力，血就會從薄弱的地方衝開，比如腦血管，從而導致腦出血一類的嚴重疾病。

「痰濕中阻」引起的高血壓有個特點，那就是低壓特別高，並且低壓和高壓之間的差距比較小。為什麼這樣說呢？高壓（收縮壓）其實是心臟泵出的血對血管壁產生的壓力，而低壓（舒張壓）是血管壁回縮時產生的壓力，血脂高的人血液黏度也大，所以心臟舒張時產生的壓力就會較高。

這類的高血壓患者多數體形偏胖，如果把健康人的血比作清水，這類患者的血就像泥水，不加大壓力水是過不去的。這時候只有讓水變得清澈，推動時不費勁，血壓才能恢復，血管的彈性也才能進入正常的狀態。冰凍三尺非一日之寒，想把這三尺冰化開也要慢慢來。一是管住嘴，一日三餐儘量在家裡吃，而且要低鹽、低糖、少油膩。二是邁開腿，別總坐著，適當運動，先把超重的那些肥肉減掉，等血脂低了，血液循環的障礙減少了，血壓自然也就會降下來。

高血壓的艾灸療法

如果是自我保健，「痰濕中阻型」的高血壓患者可以透過艾灸百會穴、中脘穴、豐隆穴來達到「健脾祛濕、降低血壓」的目的。因為受到濕濁的困擾，所以這類患者會有頭脹如裹、胸脘痞悶、肢體困重等症狀，舌 苔常白膩。

「百會穴」是人體最高的穴位，它位於頭頂正中線與兩耳尖連線的交會處；「中脘穴」位在上腹部，前正中線上，胸骨下端和肚臍連接線中點；或肚臍上約四寸的位置；「豐隆穴」在小腿前外側，外踝尖上八寸，脛骨外側2橫指。

這種類型的高血壓主要是「痰濕蘊於中焦」，所以清陽不升、濁陰不降，清竅失去滋養而發為眩暈、頭痛。「百會穴」屬於督脈，是手足太陽、手足陽明、手足少陽經之會，艾灸此處可以升清降濁，改善頭痛、頭暈的症狀；「豐隆穴」的主要作用是可以化痰濕，不管是有形之痰還是無形之痰，都可以透過艾灸來化解；「中脘穴」能健胃運脾，脾胃健運可以化解痰濕。

平時可以在這三個穴位上用艾條進行溫和灸，如果覺得拿艾灸太累了，也可以用艾灸架來固定。

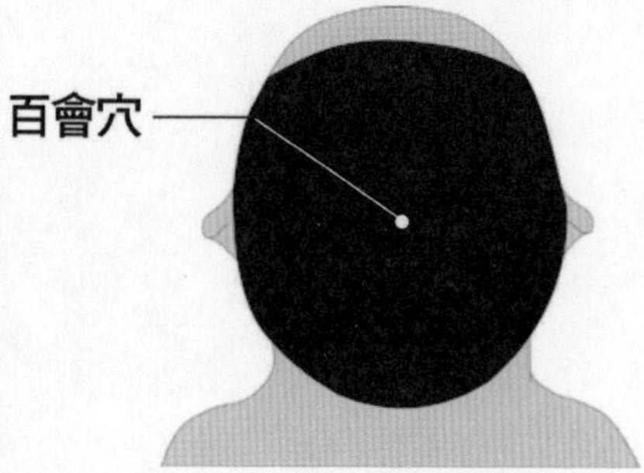

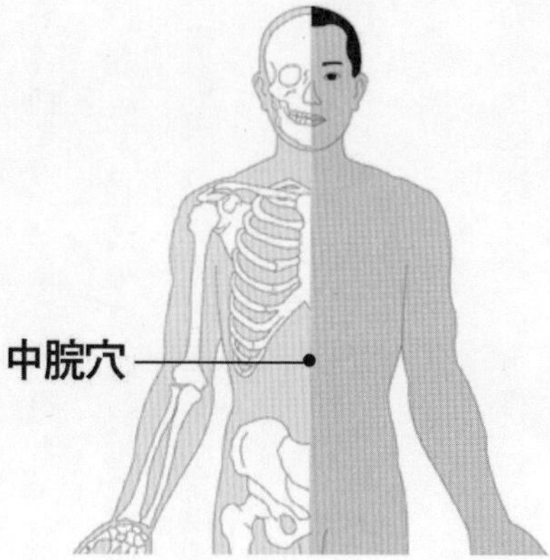

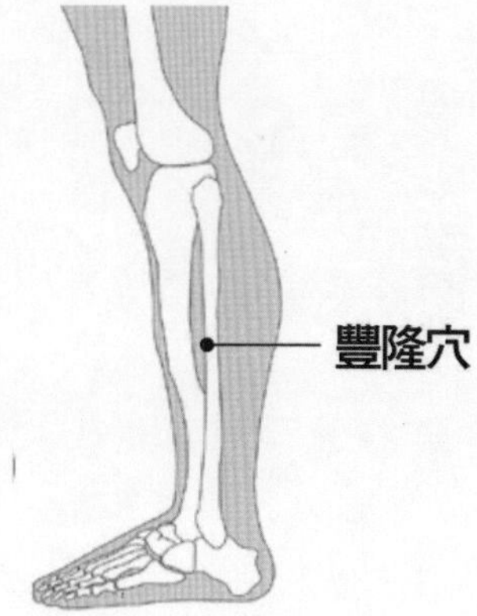

痰濕中阻型高血壓的艾灸法

取穴：百會穴、中脘穴、豐隆穴。操作：採用艾條溫和灸法，每穴灸十五至三十分鐘，每日或隔日灸一次。七至十次為一療程。功效：健脾胃，化痰濁，降血壓。

不著急，血壓就能降下來

初春乍暖還寒時，在門診經常遇到頭痛、頭暈的患者。有個患者罹患高血壓多年，經過我用運脾化濕、調補肝腎之法調理後，病情一直比較穩定，但最近他早晨起床後又出現頭痛、頭暈、血壓不穩的症狀，特來尋求調理。我見他面色稍浮紅，舌質暗紅，苔薄黃膩，脈沉弦滑，心中便有了初步的判斷，這是春天到了氣候變換所致。在他的病歷中，我寫道：春陽上升，肝陽易亢，宜平肝、理脾、益腎。接著，給他開了處方和茶飲方。

開完藥後，我跟病人叮囑：春季肝氣旺，這時候保持一個好心情很關鍵。遇到事情不要著急動怒，不急躁，病就好了一半。

在《黃帝內經》中有這麼一句話，叫「恬淡虛無，真氣從之」。「恬淡虛無」是因，「真氣從之」是果；也就是說，當你的內心處於一種平靜狀態時，外不受物慾的誘惑，內不存情緒的干擾，氣血就會正常地運行。這時候，疾病就會少生。反之，當情緒出現異常的變化，體內的氣血就會因此產生逆亂，進而導致疾病。很多人會發現，自己一旦無法控制情緒，發怒了，血壓很快就會上來，人也會感到頭暈、頭痛。這個時候一定要進行適當的心理調適，學會自我釋放壓力，緩解不良的情緒。

我曾遇到一位男性患者，體豐形壯，脾氣波動比較大，總是因為生氣引起血壓升高，平時還經常頭昏腦脹、面色浮紅。對於這樣不容易控制自己情緒的病人，可以做一些簡單易行的鍛鍊，來緩解自己的心情。我讓這個患者每天早、晚按照下法練功，經過一段時間治療和鍛鍊，患者反應良好。方法很簡單：雙足與兩肩平寬，呈半蹲式，背靠牆壁或桌椅，兩手平舉，成弓形，兩眼自然閉合，微露一線之光，舌抵上顎，排除雜念，意守丹田，緩慢呼吸，每次練功五至十分鐘，早晚各練一次，能夠移精轉氣，集中注意力，從而使血壓下降。

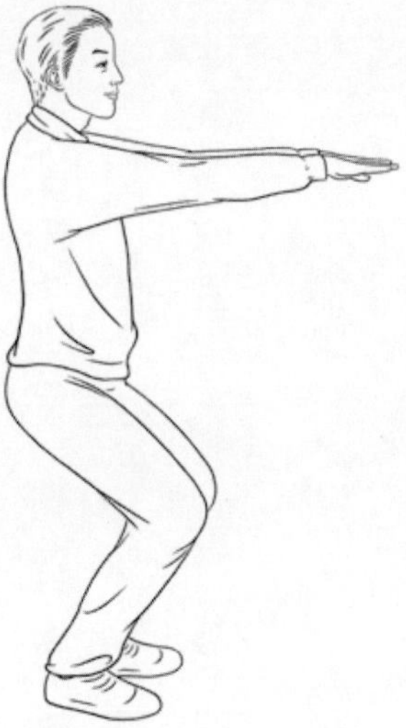

老年患者也可透過運動的方式來緩解精神上的壓力，有些人愛跳廣場舞，揮揮手、跺跺腳，跟著音樂做鍛鍊，這就很不錯。我平時喜歡散步，冬天時就在室內走走，平時也愛練半小時左右的八段錦。做完運動，心情和身體都會變得舒暢。除了運動外，還可以多試一些方法，如寫字、看書、聽音樂等。總之，找到適合自己興趣的活動，才能保持良好的心境。

⑥冠心病，不一定就要活血化瘀

中醫講求辨證施治，不能聽到病名就使用傳統方法治病，經多年研究驗證，調理脾胃能治冠心病的比例也越來越多。

很多人覺得自己胸口憋悶、不舒服。這種不舒服有時候是脾胃的感覺，覺得脹滿不消化，但有時候是胸悶的感覺，如果此時做個檢查，多數是罹患冠心病。近年來，隨著人們生活水準的提高以及冰箱等現代化電器的使用，濕邪在冠心病的發病中也具有越來越多的相關性。

二十世紀七0年代，我的很多同事都在研究「活血化瘀法」治療心臟病，而且也取得了一定成績。但是，只要一提心臟病就用活血化瘀，這樣的做法有點矯枉過正，容易忽視其他的治則、治法。中醫治病講求辨證施治，一味地「活血化瘀」會使有些病的療效不理想。當時有一位心律失常的病人，經過中西醫的治療後，病情已穩定，但剛出院病又復發了。我發現病人有「濕熱中阻、上遏心陽、氣血失暢」的症狀，透過查舌苔和把脈也發現與之相符，依此辨證，先用了「溫肺化濁、清熱除濕」的治法，才用「甘露消毒丹」變通。

服藥後幾天，患者很快恢復了健康，之後隨訪一年再也沒有復發。

這個病案給了我很大的感悟：這說明一種病按照成因和臨床表現應有不同的證候之分，自然也有不同的治法。

許多冠心病患者，總是在陰雨天、飽餐後或是腹瀉時出現心絞痛，我依據辨證調理他們的脾胃，也能有效緩解心絞痛的發作。所以，從二十世紀七〇年代開始，我就開始「冠心病從脾胃治」的研究，經過近幾十年的不斷努力，調理脾胃治療冠心病的方法已被越來越多的同行認可和接受。

總之，不管是什麼病，只要緊扣中醫「辨證論治」這一活的靈魂，做到靈活變通，不少疑難雜症是有治癒可能的。正如我們常說的一句話：言不可治者，未得其術也。

一遇陰天下雨就胸悶，多半是濕邪引起的

一九九一年六月，我治療過一位李姓病人，男，五十六歲。初診時表示自己有陣發性胸悶、胸痛的情況已經五年，近一個月病情有加重的情形，曾經在阜外醫院被確診為「冠心病、心絞痛」。之前服用異山梨酯（消心痛）、硝苯地平（心痛錠）等藥物治療時，效果不錯。但是最近胸痛加重，服用這些藥物已經不能控制。尤其是每逢陰雨天及天氣悶熱時更為難熬，一天甚至發作三至四次，休息後也不能減輕徵狀，必須服用硝酸甘油才能緩解。

我看了他的舌苔，發現舌質暗淡，舌體較胖且有齒痕，舌苔白厚膩。結合他伴有的肢體沉重、頭部昏沉、口部黏膩、脘痞脹滿等症狀，我判定這病屬於中醫上的胸痹，是由「濕濁痹阻」引起的。

中醫認為體內水液代謝異常，極易引起濕濁蓄積。濕最能阻礙身體中氣的運行。就像下雨前，空氣濕度高，氣壓就低，各種氣的流動像是停頓一樣。濕濁蘊結在胸口，導致胸中的陽氣無法舒展，血液運行遲緩了就會胸悶氣短。陰雨天的時候，外界的濕氣也重，氣壓偏低，更會加重病情。

水濕的運化主要是由脾完成的。所以針對這個病人的治療要「醒脾化濕」，我用了「三仁湯化裁組方」。七劑後症狀大減，再進十劑後患者周身舒適，胸部憋悶疼痛減輕，之後藥方稍加調理，病人的胸痛消失，其他症狀也沒有了。

中醫把致病的外因歸結為風、寒、暑、濕、燥、火六大類。現代人多居處室內，冬有暖氣夏有冷氣，受其他五類外邪入侵的機會大減，而濕邪獨盛。夏天該出汗的時候因為吹冷氣導致汗液瘀積體內。酷暑時節，人們貪圖享受空調，愛喝冷飲，愛吃涼菜。殊不知，久而久之，外則損及體表的衛氣，內則寒傷脾胃之陽，導致功能減退，而濕邪獨留，阻遏心之陽氣，誘發冠心病。

這類病人可以用前文我們講過的「三仁粥」來調理，也可以試試「藿荷蔻仁鯽魚湯」。鯽魚能平降胃氣，調和脾胃，補益五臟；藿香梗和荷梗配合，能夠調理氣機升降，達到祛濕效果。再配上白蔻仁和竹葉，對於「濕濁蘊結型」的冠心病非常有益。

藿荷蔻仁鯽魚湯的做法

【材料】白蔻仁二克，藿香梗三克，荷梗三克，鯽魚一條。

【做法】將白蔻仁、藿香梗、荷梗洗淨，在冷水中浸泡半小時；鯽魚洗淨，清除內臟，與白蔻仁一起放在瓦罐或者砂鍋中煲煮，半小時後放入藿香梗和荷梗，也可放幾片新鮮竹葉，繼續煲十分鐘即可。

【用法】吃魚喝湯。

【功效】調理脾胃，祛濕濁。

♥貼心提醒

如果冠心病患者平時容易疲勞，舌頭胖大有齒痕，氣短，勞累時容易發作心絞痛，這種情況可以喝點黃芪山楂茶。

冠心病患者，吃多不是福

孔子說：「飲食男女，人之大欲存焉。」吃是人的本能，吃飯也是人類的第一等大事。對於心臟病患者而言，要怎麼吃呢？

有這麼一位患有冠心病的老人，平時孩子都不在身邊，一到週末，兒女、孫子、外孫一大家子就聚齊了。老倆口高興，就做了很多菜。兒女孝順，說：「爸、媽，您們這麼辛苦，晚上可要多吃點。」結果，吃多了以後老人心絞痛發作了，趕緊叫救護車。

吃多了為什麼會引起心臟病呢？其實道理很簡單，脾的運化功能，有賴於心陽的溫煦，所以冠心病患者多數脾功能較弱。如果吃進去很多東西，食物就運化不了。五行中，脾屬土，心屬火，心火生脾土，心是脾的母親，脾是心的兒子。如果兒子（脾）的負擔過重，就會從母親（心）那裡借力量，這叫作「子盜母氣」，心氣被奪了，心臟病就容易犯了。這就是為什麼老人吃撐了容易引發心臟病的原因。

所以，心臟病患者平時一定要懂得保養脾胃，尤其是對於老年患者而言，懂得節制，就傷不了脾胃。平時要少吃雞蛋、年糕、糯米，這些黏膩的食物不好消化，容易生痰濕，阻滯中焦。另外，晚飯也要少吃點。有的老人喜歡跟著家裡年輕人的習慣吃飯，早晨和中午孩子都上班了，自己在家就隨便填飽肚子，等晚上孩子下班了再做點好吃的，這種習慣很不好，會增加心臟病的發作機率。很多兒女有時孝順過頭了，讓長輩們吃撐了、吃壞了，結果適得其反。

另外，吃飯時要細嚼慢嚥。因為老年人本身消化能力就弱，食物在嘴裡經過充分的咀嚼後，一是有利於食物中營養成分的吸收，二是可以促進唾液分泌，幫助消化，減輕胃腸負擔。

⑦糖尿病，提高代謝比降血糖重要

身體的代謝機能出現問題，血糖就無法被吸收和消化掉，便會出現在尿中，並被排出體外，成為糖尿病。

很多人在體檢的時候被告知，血糖偏高，得了糖尿病。血糖成了人們避之唯恐不及的對象。其實，血糖原本是人體內不可缺少的營養物質，是我們身體的能量來源。幾十年前，生活條件沒現在好，若是遇見有人因為營養不良暈倒時，有經驗的人就會趕緊餵他喝一杯糖水，喝完後這人就緩過神來。不過，如果我們身體的代謝機能出現問題，血糖不能被吸收和消化掉，便就會出現在尿中，並被排出體外。

我們的血糖就像汽車裡的汽油，如果這輛車各項零件都完好，汽油就會燃燒徹底，沒有黑煙，車跑起來就會很快。反之，假如汽車引擎老化，零件陳舊，車不但跑得慢，稍微上個坡就會冒黑煙。那些黑煙和燃燒不徹底的油垢，就好像尿糖、尿酸等身體病理產物一樣。汽車冒黑煙了，我們不能怪汽油，同理，**糖尿病病人也不能盲目降血糖，而是要去提高人體的代謝能力。**

現代糖尿病，多與代謝疾病相伴隨

最近這些年，隨著人們物質生活條件的改善和生活方式的改變，糖尿病的發病率也出現了顯著增長。經由這幾十年的臨床經驗，我發現當代糖尿病患者中「濕熱阻滯」的病機特點十分明顯。這種類型的糖尿病患者通常體型偏胖，平時愛吃肥甘厚味，伴隨著高血脂、高血壓、肥胖等一系列的代謝異常，多有口乾口苦、食慾差、倦怠、肢體沉重、舌苔黃膩等「濕熱內阻」的表現。

健康檢測站「濕熱內阻型」糖尿病的特點

「主症」

脘腹脹悶、口渴少飲、食少納呆（胃的受納功能降低，食慾減退）、大便溏而不爽，舌質紅，苔黃膩。

「次症」

肢體困重，身熱不揚或汗出不解，腹脹滿，噁心欲嘔，身目發黃，脈濡緩。

「備註」

二至三項主症（舌象必備）加二項次症即可判定。

解釋一下，這裡「肥甘厚味」中的「肥」指的是高蛋白、高脂肪的食物，「甘」指的是甜味的食物，「厚味」是指味道過於濃重的食物。現在生活條件好了，營養也越來越好，在美食面前很多人一不留神就容易吃過頭。早在《素問・奇病論》中就有「其人數食甘美而多肥，肥則令人內熱，甘則令人中滿，故其氣上溢，轉為消渴（糖尿病）」的認識。過食辛辣、菸酒或過服補藥，也容易讓人體內生濕生熱，久之就有可能引起消渴。《千金方》中就明確指出：凡積久飲酒，未有不成消渴者。

四十歲的韓先生是一家企業的經理，平時因為工作需要喝酒應酬較多。二〇〇三年七月二十五日，他因為頭暈乏力來找我看病。韓先生說，五年前他就出現了頭暈頭沉的症狀，同時身體還覺得虛弱無力，睡眠品質差，去醫院檢查後，並沒有顱內及腦血管異常，服用了很多藥物後效果都不太好。最近半年，他發現自己血糖升高了，空腹血糖達到八至十毫摩爾／升，血脂也明顯升高，但並沒有服藥治療。現在有了空閒，便特地找我調理身體。

我觀察他舌質暗，舌體胖、邊有齒痕，舌苔黃膩有花剝（舌黏膜上皮（絲狀乳頭）剝脫所致又稱地圖舌），切脈時左沉弦，右沉細。綜合他脘悶納呆，口乾發黏、不多飲，小便時有澀痛，大便時溏時結的症狀，辨證他是「濕濁阻滯、清陽不升」引起的，所以給予「清化濕熱、升清降濁」的處方，用到桃杏仁、荷葉、柴胡、蟬衣、天麻、炒蘇子等藥，並且告訴他節制飲食和菸酒，避免生冷食物。之後幾次診病，又根據他的不同症狀，稍微調整了藥方。

如此治療了將近三個月，韓先生的諸多症狀均見改善，精神和體力明顯恢復，血糖和血脂也一直保持在正常的水準。

對於「濕熱證候」的糖尿病，我平時習慣根據濕熱的比重，用藿朴夏苓湯、甘露消毒飲、黃芩滑石湯加減治療。如果是自我保健，日常可適當喝點兒荷葉決明飲。

荷葉決明飲的做法

【材料】荷葉、決明子、炒薏苡仁適量。

【做法】將三藥一起放入鍋中煮水。

【用法】代茶飲。

【功效】三藥相配可以升清陽、祛濕、降脂。

荷葉性平，利濕，可升清陽；決明子性寒，有清肝明目、降脂的作用；炒薏苡仁味甘淡，性涼，有「利水滲濕、健脾止瀉」的功效。三藥同煮代茶飲，比較適合肥胖型的糖尿病人。

得了糖尿病，怎麼吃才恰當？

有的患者來看病時告訴我：「醫生，我聽說得了糖尿病很多東西都不能吃，您的看法如何？」我告訴他，你想吃什麼都可以吃，但是不能多吃，嘗嘗就行。「中醫」裡的「中」字我認為呈現了一種中和的思維。**在治病時，調理人體陰陽，「陰平陽秘，精神乃至」；在指導人的生活上，則要求凡事不過度，不必過於拘泥於各種標準食譜**。食物搭配要平衡一點，例如你在吃肉的時候可以夾點蔬菜，葷素都有，營養才豐富。

中醫有個觀點叫「胃以喜為補」，「喜」就是吃了舒服，「補」可以理解為消化吸收。這句話我們可以這樣解釋：身體喜歡的食物，脾胃才能更好地吸收運化。由此延伸思考，我們口味的改變，實際上可能反映了身體的需求。有些孕婦肝血不足了，就會變得特別想吃酸的；胃寒的人喜歡喝點熱湯，吃點偏辣的食物；有肝膽疾病的人比較討厭油膩的食物。

有的糖尿病患者特別想吃西瓜、糖果一類甜的東西，但是因為自己有糖尿病，就是不吃，結果某次吃完降糖藥後，突然就低血糖了。

這就是身體不平衡造成的，所以，原則上糖尿病患者在飲食上沒有那麼絕對的禁忌，但是淺嘗即止，多了肯定就會造成傷害。甜味的食物吸收很快，所以在飯前最好不要吃，包括水果，飯後休息一會兒再吃。

另外還有一點，就是注意食物的烹飪技巧。比如有些糖尿病患者年紀大了，這時候要避免過寒過熱的食物，可以把蘋果、柳丁做成果醬吃；有三消症狀的病人，要少吃燥熱的食物，尤其是油炸類的，這樣的目的是避免食用後口乾舌燥。像一些雞鴨魚肉，就可以用蒸煮的方式烹調，這樣做比炸炒更好。

在這裡也告訴讀者朋友們，不要把糖尿病看得那麼可怕。透過中藥調養的基礎，只要你能夠合理膳食，配合一些運動，各項指標是能夠得到有效控制的。

糖尿病的輔助療法、扁鵲三豆飲

據傳，「扁鵲三豆飲」是名醫扁鵲發明的，不過最早的紀錄是北宋龐安時所寫的《傷寒總病論》，書中說其可「補腎健脾，清熱利濕」。我根據藥食同源理論，結合長期臨床觀察，發現用扁鵲三豆飲加減作為糖尿病人的輔助飲料，常能提高療效，縮短療程。

這個飲料的原方中有綠豆、赤小豆、黑豆和甘草。不過，糖尿病及濕病患者忌甘，所以我把甘草去掉了。做法就是：綠豆、赤小豆、黑豆各三十克，水適量，煮到爛熟，適量食豆或者飲汁，可以當作早飯來吃，也可以當作輔助飲料。

扁鵲三豆飲的做法

【材料】赤小豆、綠豆、黑豆各三十克。

【做法】將諸豆浸泡，待豆子展開後用慢火煎煮至豆極熟，將汁存於瓶中。

【用法】豆可食用，渴作茶飲。

【功效】清熱解毒、止消渴。

這三種豆子都有止消渴的作用。綠豆，味甘性寒，無毒，行十二經，可清熱解毒，消腫下氣，止消渴；赤小豆味甘酸，性平，有清熱解毒，散惡血，消癰腫排毒，止消渴的作用；黑豆，味甘寒，性平，無毒，能利水下氣，活血解毒，止消渴。這樣服用後，可以幫助機體代謝。當然了，在消渴病（糖尿病）的治療過程中，還是以中醫藥為主，此方為輔。

消渴因為肺燥、胃熱、腎虛病因的不同，有上、中、下三消之分，我們也可以結合自己的不同症狀，在醫生的幫助下調整三豆的比例，增加一些其他藥物的配比。

⑧治痛風，內服與「外治」可兼攻

「痛風」發病可以分為急性期和慢性期，前者要清熱祛濕，後者要健脾益氣，使用藥物並不相同。

痛風其實是一種古老而又常見的疾病。早在七百多年前，元代的名醫朱丹溪就在他的《格致餘論》中列出了「痛風」的專篇。有人說，痛風屬於代謝疾病，中醫過去沒有檢驗方法，不能化驗血中尿酸的含量，怎麼可能和現代所說的痛風一樣？

為了調查這一問題，我特意請人幫忙複印了朱丹溪家鄉義烏縣的縣誌，去了解朱丹溪所處的時代背景、當地的地理環境、氣候條件、民眾的生活水準等。經過各種調查，我發現：第一，當地河水縱橫，居住環境潮濕；第二，氣候炎熱；第三，民眾生活優裕，當地人愛喝酒，愛吃魚蝦等各種海味。綜合地理環境、氣候特點、生活習慣、嗜食酒肉厚味等因素，不難看出當地是具備痛風發生條件的。在朱丹溪所在的時代，雖然沒有檢驗方法，但他提出的「血中汙濁」的病因與現代醫學所說的尿酸增高有相似之處。

通則不痛，「公孫穴」是積邪所在

「痛風」這種病有個明顯的特徵，就是喜歡夜間發作，很多人都是在睡眠中被痛醒的。這種肢節的劇烈疼痛常被描述為「像被老虎啃咬」一般，因此古時又稱為「白虎病」。疼痛的部位主要在人的關節處，尤其是腳趾關節。中醫講，通則不痛，痛則不通。既然腳趾關節疼痛，那就說明這裡不通了。大家可以把人體的水液代謝想像成一條條的河流，河流最容易在什麼地方堆積垃圾、出現淤塞呢？就是在河道的彎曲處。同樣，痛風患者容易在關節處出現紅腫疼痛也就不難理解了。另外，濕為陰邪，其性趨下。如果你有下焦濕熱，那濕熱之邪就容易沿著足太陰脾經下注到「公孫穴」等部位，所以很多人最初都是在大拇趾附近出現紅腫疼痛。

多數痛風患者都是先從腳部的大拇趾附近出現紅腫疼痛的。

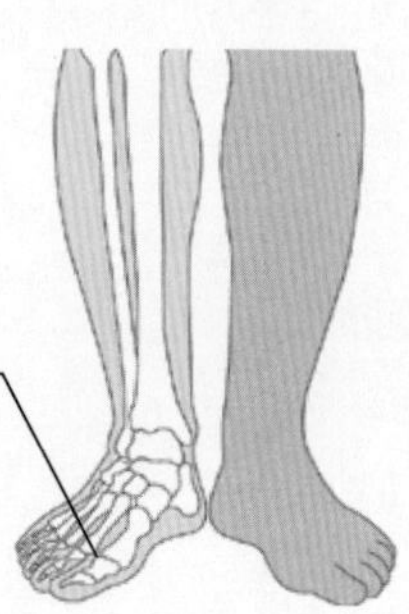

「痛風」發病可以分為急性期和慢性期。在「急性期」多屬於濕熱阻絡，應當治其標，可用「清熱祛濕、活血通絡」之法，緩解患者的痛、腫。常用藥物有：生薏苡仁、丹參、虎杖等；**在「慢性期」多為脾腎兩虛，無力排汙泄濁，所以要扶正祛邪，以健脾益氣、補腎通絡、疏風定痛為治療方法**。常用藥物有：黃芪、丹參、防己、晚蠶沙等。

對於有關節紅腫熱痛等症狀的痛風病人，可以試著用一些外治法，緩解病痛。

痛風的薰洗療法

【材料】皂刺、透骨草、鹿含草、防己、防風、炙乳香、沒藥。

【做法】用水煎後，先薰蒸，再浸泡半小時左右，每日二至三次。

【功效】活血通脈，軟堅散結，消腫止痛。

「痛風」這種病和人的飲食有很大關係，像很多痛風病人愛吃海鮮、動物內臟，愛喝啤酒、冰涼飲料。朱丹溪在當時雖然沒有明確提出忌食某些食物，但卻提出「更節厚味自癒矣」的見解，這與現代醫學要求避免高普林食物不謀而合。

我曾有個痛風病人，年紀輕輕就把事業做得有聲有色，因此應酬也很多。每次應酬過後，他都明顯感覺自己痛風在加重，因為管不住自己的嘴，病情總是反反覆覆。所以也提醒大家，對於痛風、高血脂一類的代謝疾病，一定要管住嘴，邁開腿，做不到這些，吃再多的藥也沒用。

⑨ 風濕病，外因與內因都有方可治

治療風濕病的時候，不僅要祛除外邪，更重要的是提高抵抗力，氣血充足就不怕濕邪入侵。

有一個老太太，患有風濕病多年。她的兩條腿比天氣預報還靈，只要快變天了，腿關節總會腫脹疼痛，非得等到天氣晴朗時，關節才會舒服一點。就診時，她自己嘆著氣說：「我這身體全看老天爺心情了，老天爺只要一翻臉，我這身體裡也跟著陰沉沉的，關節難受得要命。」

其實不單是她，很多老年人都有這樣的體會，這可以說是人與天地之氣「同氣相求」的表現。那該怎麼辦呢？要想解決這一問題，我們先來看看風濕病是怎麼回事。

風濕病在命名上，經歷了「**痹證→痹病→風濕病**」的過程。從病名上來看，我們也知道這個病跟濕脫不了關係。

我有一個習慣，每次去一地講學或看診時，都要先了解當地的氣候環境、風俗人情、飲食結構等資訊，用以考證這些因素與當地常見病和多發病的關係。二〇〇五年五月，我去瑞士的索倫托市，指導那裡的中醫專題講座。我發現瑞士的環境可以用「四多一少」來概括：山多、雲多、雨多、雪多、太陽少。冬季比較長，一年只有四個月可以放牧和耕種。

從義大利吹來的東南風十分冷勁，而從德國吹來的風，濕度又很大，在那裡想連續幾天見到太陽是一件很奢侈的事，因為氣候潮濕，所以患有濕疹、風濕性疾病的人比較多。有一位朋友說，在瑞士有句諺語：「過六十歲的人，早晨起來後，如果身上沒有疼痛，那這個人一定是死人。」說明在當地的老年人群中，風濕性關節疾病屬於多發病。

從這一現象可以看出，風濕病的出現和人所處的環境有很大關係。但是，為什麼生活在同一環境下的兩個人，有的就患上風濕病，有的就身強體壯呢？

明代李木延的《醫學入門．痹風》記載：痹屬風寒濕三氣侵入而成，然外邪非氣血虛則不如。追根究柢，風濕病的內因和人自身的身體狀況有很大關係。氣血充足的人，身體就像堅固的高樓大廈一樣，百邪不侵；氣血不足的人，則像一個茅草屋，外面下大雨，裡面下小雨，外面刮大風，裡面刮小風。因此，在治療風濕病的時候，不僅要祛除外邪，更重要的是提高抵抗力。

對於關節炎的患者而言，我平時開完方子後，除了叮囑他們注意保暖外，也建議他們配合一些運動鍛鍊，有時也會親自給病人示範鍛鍊方法。當然了，鍛鍊時也要根據自己的體質、病情的變化來選擇。剛開始的運動量不要太大，必須要循序漸進，必要時可以請醫師或者相關人員指導一下。有的病人是椎間盤突出，聽別人說做彎腰動作對腰部好，也不顧自己的病情，每天彎腰鍛鍊，結果越練腰部越疼，甚至腰部活動受限。這就是沒有選對鍛鍊方式所致。

對於風濕病患者而言，如果是在急性發作期，關節一般會出現嚴重腫脹，這時一定要臥床休息，抬高患病的部位。一般病情嚴重的休息一至二個星期，中度的休息五至七天。當病情緩解了，就可以做一些床上的運動鍛鍊，如乾洗臉、鳴天鼓（兩種運動在第六章均有詳細介紹）等。如果病人的病情穩定，可以行走，則建議練習八段錦。

治風濕，風、濕、寒痹別搞錯

風濕病如果主要是因濕而起，病人有個顯著的特點：關節痠痛、麻木不仁。

「痠痛」比較好理解，濕邪會影響氣血的運行，因此病人會覺得肢體關節很沉，彎曲或者伸展不利，而且關節的痛處固定，不會四處遊走。

「麻木不仁」的意思是肢體麻痹，這是什麼感覺呢？有的病人就診時說自己膝蓋處麻，像很多隻螞蟻一起爬過一樣；有的病人則覺得皮膚表皮變厚了，觸覺上變得遲鈍；還有的人覺得皮膚外面像裹了一層衣服一樣。

如果遇到寒冷刺激或者雨天氣候潮濕時，這種痠痛和麻木的感覺還會加重。因為是濕邪引起的，所以病人一般還兼有脘痞、腹脹、大便黏滯、苔膩等。治療這類風濕病除了祛濕之外，還要著重調理脾胃。

有一位張女士，最近兩年有關節痠痛的症狀，而且全身都覺得沉重。後來去醫院檢查，被診斷為類風濕性關節炎，在服用吲哚美辛、保泰松之類藥物後沒有好轉。最近天氣陰霾多雨，她因為雙肩關節的疼痛加劇而來求診。

我問她：「關節的痠痛是固定的，還是到處遊走？」她說：「沒有移動，痛的都是固定的位置。」為什麼這麼問呢？其實主要是藉此判斷一下她的痹證感受哪種邪氣更多一些。

《黃帝內經》上說，風寒濕三氣雜至，合而為痹。如果風邪厲害的，那就叫「風痹」，這時患者的疼痛是遊走不定的，多傷人上部。

如果濕氣厲害，那就叫「**濕痹**」或者「**著痹**」，患者多會感覺肢體關節沉重疼痛，屈伸不利，肌膚麻木。

如果是寒氣厲害，那就叫「**寒痹**」，寒主收引，不通則痛。這種關節痹痛會很痛，痛時有固定的地方，局部或者全身有冷感，如果熱敷一下會變舒服，遇到寒氣則會加重。

這個患者的關節沉重痠痛，而且痛處不移，結合她脾胃不適的症狀顯然屬於「濕痹」。另外，當時雖然是夏天，但病人卻怕冷、怕風不出汗，我分析其表邪尚在。所以，初診時以「祛風散寒、健脾除濕」之法治療，擬「麻黃加朮湯」合「麻杏薏甘湯」加味。服藥後，患者微汗出、惡寒除，疼痛也稍減。我考慮到患者患病已有兩年，有「脾虛濕困」之症，所以在二診和四診時主要以「健脾益氣」為主，治其根本，一共治療月餘，患者終獲康復。

有的病人稍懂中藥，拿著方子納悶地問：「醫生，我吃了很多治風濕的藥都不管用，您這方子是調理脾胃的，為什麼我吃了後關節疼痛減輕了呢？」

我跟他說，不要被風濕病牽著鼻子走，而要看真正的病機在哪兒。很多患者長期大量地吃藥，把脾胃都吃壞了，臨床上也會出現不思飲食、腹脹、大便黏滯等。而中醫講，脾主運化，如果脾氣健運，有了濕邪也能把它運化出去。相反，如果脾虛，不但運化不了水濕，連服用的藥物都發揮不了藥力。有句話叫「兵馬未動，糧草先行」，所以對濕邪重的風濕病，治療時要修復好脾胃這個糧道。

濕痹，可在關鍵穴位拔上一罐

「濕痹」在治療的過程中，除了內服中藥外，也可加入針灸、按摩等方法。過去，為了推廣針灸療法，我曾帶針灸醫療隊，到山東、河北、東北等地開展醫療、教學工作，當時治病大多針藥並用。針刺不適合一般家庭保健之用，因此有濕痹之症的患者可以採用按摩、艾灸或者拔罐的方法。

在這裡為大家介紹兩個穴位：豐隆穴、中脘穴。豐隆穴屬於足陽明胃經，能調理脾胃兩大臟腑，有除濕祛痰的作用。它的位置還是比較好找的。在小腿前外側，外踝尖上八寸，脛骨外側二橫指處即是豐隆穴。

中脘穴為胃的募穴，又為腑會之所。我們知道脾胃互為表裡，二者共同協作可以化體內水濕，所以在中脘穴拔罐可以健脾祛濕、和胃理氣。中脘穴在上腹部，前正中線上，胸骨下端和肚臍連接線中點；或肚臍上約四寸的位置。

閃罐始終不停地吸附並刺激穴位，所以比普

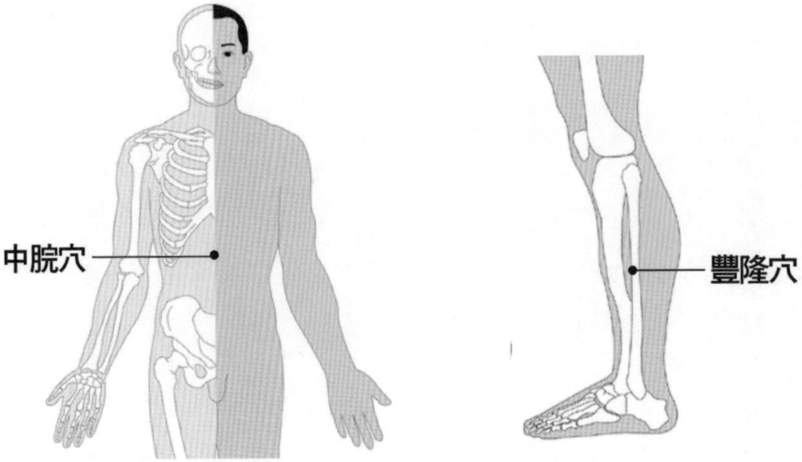

濕痹的拔罐療法

【取穴】豐隆穴、中脘穴。

【做法】將棉花棒蘸 75% 酒精點燃，在罐內繞一圈後快速抽出，立即將罐按在穴位上，吸住後馬上拔下，再吸再拔，如此反覆三分鐘左右。此拔罐方法稱為閃罐。

【功效】健脾祛濕。

通拔罐的效果好。**豐隆穴因為在腿上，所以要選小一點的罐子。**拔罐所用的罐具要選用玻璃罐，家裡如果有水果罐頭的玻璃瓶也可以。另外，在拔罐的時候一定要注意玻璃罐口是平滑的，免得劃傷自己。

簡單熱敷法，祛除關節寒氣

風濕病在治療的時候，應該注意運用綜合療法，包括針灸、推拿、理療、薰洗、外敷、藥浴、食療等措施，這裡再為大家介紹一種外敷法。

陳醋蔥白外敷法

【材料】陳醋一千五百毫升，蔥白二百五十克。

【做法】先將陳醋煎三四沸（水開後沸三至四次），之後再放入蔥白，煎一沸後過濾掉蔥白。

【用法】將數層紗布蘸藥汁後熱熨。

【功效】化瘀止痛，緩解關節僵硬。

在熱敷之前可先在關節皮膚上塗抹少許植物油，以防止藥物燒灼皮膚。

♥貼心提醒

陳醋和大蔥不僅是我們生活中常用的調味之品，而且還能防病治病。醋的發明和釀酒有很大的關係，相傳夏朝的杜康發明了釀酒技術，他的兒子在一次釀酒中無意間將酒糟泡在缸裡，結果在第二十一天揭開缸蓋一嘗，竟然香氣濃郁，酸中帶甜，這就是醋的首次亮相。後來這種做法很快傳播開來，因為是「二十一日」發酵而成，因此造一字稱為「醋」。現在還流傳著「釀酒不成反成醋」的典故。

醋性平，味酸甘，具有活血化瘀、散寒止痛的作用。《本草綱目》中稱：醋能治諸瘡腫塊、心腹疼痛、痰水血病及諸蟲毒氣。蔥性溫，味辛辣，入肺經、胃經，具有「解表散寒、通陽抑菌」之功效。明代李時珍說：「蔥乃釋家五葷之一，生辛散，熟甘溫，外實中空。肺之菜也，肺病宜食之。」蔥的全身均可入藥，這裡用的是帶鬚蔥白，外用有散寒發汗的作用。

陳醋和蔥白合用熱敷，可令局部皮膚產生溫熱現象，祛除寒凝、通痹止痛，這一方法既借助了蔥白「溫經散寒、祛風除濕」的作用，又利用了醋「滲透進肌膚，能活血化瘀止痛、緩解關節僵硬」的良好作用。

⑩ 治腰痛，不是補腎就會好

腰痛，並不就是腎虛，先看看到底是「腎著」腰痛、「腎虛」腰痛或「腰椎病」，才能治得好。

現在很多人都有腰痛的症狀，有的人一來診間就說：「醫生，我腎虛。」我問他：「你怎麼虛了？」他說：「我腰痛。」

「腰痛」就是「腎虛」嗎？其實這是一個誤解，臨床上有許多腰痛都不是腎虛引起的，也不是腰椎損傷，而是受了寒、受了濕。

有這麼一位男士，就診時說自己腰痛，不能轉動。這種痛不是真的疼痛，而是又痠又沉，在腰的兩側，連著大腿根。有的醫生說他是坐骨神經痛，有的說是腰椎有問題，可是他拍了X光片，腰部也正常。又有醫生懷疑是風濕免疫的問題，他做了檢查之後又發現不是。於是，這病人也糊塗了，自己的腰痛到底是怎麼回事呢？

問診時得知，這位男士在北京建築工地工作，因為夏天太熱了，所以他經常吃冰棒之類的冰品。晚上睡覺時，喜歡把涼蓆鋪在地上睡，覺得特別舒服。而且，為了能多省點錢，他住在地下室，環境比較潮濕。其實，病人之所以腰痛就是因為他久居濕地，過食寒涼之物，以致寒濕入體，引起了腰痛。

這種腰痛在中醫上稱為「腎著」，這裡的「腎」指的不是腎臟，而是指跟腎相應的腰的部位；「著」是指「重濁留滯」，留在這個位置。「腎著」其實就是停留在腰部的濕邪。這個病在過去民間被稱為「瘋狗腰」，以此來說明病人的腰硬，不能做小半徑的轉彎。

「腎著」、「腎虛」腰痛和「腰椎病」的區別

有的患者說，我的腰痛不知是怎麼回事，今天去打球，覺得腰很正常，但要是在辦公室坐一天，腰就痛得不能動。這就是「腎著腰疼」的一個特點。一開始，病人的腰難以活動，但是越動越舒服，尤其是經過「熱敷」會變得更舒服。而「腰椎病」造成的腰痛，無法長時間活動，也無法提重物。之前有個病人要去出差，整理完行李後想提一下看看重不

重，但就是這麼一提，就讓她直接跪到地上了！最後，臥床休息了一個月才好。

「腎著腰痛」的病位淺，所以如果你問他哪裡痛，他往往說不清固定的位置，可能這一片都有痠痛的感覺。而「腰椎病」引起的腰痛有固定的痛點，他能明確告訴你「我就是這兒痛」，尤其是當他轉動腰部的過程中，一旦轉到某個位置，疼痛就會加重。

和「腎著腰痛」相比，「腎虛」引起的腰痛服用補腎藥，如：六味地黃丸、金匱腎氣丸後，腰痛會緩解；而「腎著腰疼」則無效。而且，「腎虛腰痛」只要稍微休息就會緩解疼痛，而「腎著腰痛」則是越休息越痛。

健康檢測站「腎著腰痛」的四大特點

◆涼：腰間冒涼氣，熱敷後症狀減輕。
◆重：有沉重感，猶如腰間纏繞五千個銅錢。
◆困：轉側不靈活，長時間不動則病情加重。
◆痠：並非運動後的肌肉痠脹，活動後症狀減輕。

「腎著腰痛」的內服方：宣木瓜茶

「腎著」這個病名首見於《金匱要略》。「腎著之病，其人身體重、腰中冷，如坐水中，形如水狀，反不渴，小便自利，飲食如故，病屬下焦，身勞汗出，衣裡濕冷，久而得之，腰以下冷痛，腹重如帶五千錢，甘薑苓朮湯主之。」

這個病怎麼治呢？張仲景出了一個方子叫「甘薑苓朮湯」，有溫中散寒、健脾除濕的作用。有人可能要問了：腰部的寒濕我們為什麼不從腎著手而是去健脾呢？中國有句話叫「兵來將擋，水來土掩」，所以中醫治療時，「補土以治水，散寒以滲濕」。

「甘薑苓朮湯」裡用到了四味藥：乾薑、炙甘草、茯苓、炒白朮。乾薑能治濕嗎？如果你有疑問，我們不妨聽聽古人的聲音。《神農本草經》說：乾薑，味辛溫……逐風，濕痹，腸澼（即痢疾），下利。《說文》云：薑，禦濕之菜也。從這些記載來看乾薑，治濕是其本分。炙甘草調和諸藥，有「補脾補虛緩中」的作用，還可以防止乾薑辛溫的燥烈之性；茯苓可健脾滲濕，還有寧心安神的作用；炒白朮有健脾的作用，如果濕濁特別重，可以改用「炒蒼朮」。

「甘薑苓朮湯」要在醫生指導下靈活運用，自己不要貿然服用。有「腎著腰痛」的患者可以在家服用一個簡便藥方：宣木瓜茶。

宣木瓜茶的飲用法

【材料】宣木瓜十克。
【做法】將宣木瓜薄片放入杯中，加熱水悶泡幾分鐘，即可。
【用法】代茶飲用。
【功效】祛濕，通經絡。

宣木瓜不是平時大家在菜市場買的木瓜，而是要在中藥房裡買。宣木瓜有著悠久的歷史，早在《詩經．衛風》裡就有「投我以木瓜，報之以瓊琚」的詩句，木瓜在過去是作為男女愛情的信物。中醫認為，宣木瓜性溫，味酸澀，有舒筋活絡、祛風濕痹的作用。平時怕冷、腿容易抽筋的人也可以用此茶飲方調理。

「腎著腰痛」的外敷方：中藥熱敷包

說完了內治法，接下來我們聊聊腎著病的外治法。很多寒濕腰痛的病人反映，總覺得自己的腰兩邊往外冒涼氣，如果熱敷一下就會舒服許多。不過像敷水袋、蓋電毯這種方法功用較小，在這裡給大家介紹一種中藥熱敷包。

熱敷藥方

【材料】蠶沙一百克，蒼朮一百克，大青鹽（自鹽湖中取出的結晶性石鹽）二百克。

【做法】先將蒼朮和大青鹽放入鍋中乾炒，炒到蒼朮發黃，大青鹽燙手時就可以加蠶沙了，都炒熱後即可裝入布袋。

【用法】隔布或隔衣服熱敷腰部。

【功效】驅寒燥濕。

蒼朮，辛苦溫。味辛，所以就有散的作用，而且炒起來很香；苦溫，苦能燥濕，溫能驅寒。蒼朮還能燥濕健脾。

蠶沙，甘辛溫。甘能夠緩，能夠舒筋通絡，它還有芳香化濁祛濕的作用。**晚上的蠶沙最好，中醫叫晚蠶沙**。

大青鹽，比較鹹。鹹能入腎，而且鹽可以吸收熱量，但散熱慢，保暖的持續時間比較長。

敷的時候一定要隔著衣服或布，避免燙傷。藥包敷上後，腰局部微微滲汗效果好，更容易把濕邪散出來。脾胃虛寒的人，也可以順便敷下胃，效果會更好。不過，**這個外敷方不適合平常出汗多的人，臉紅容易急躁的人也不能用。**

⑪ 治癌症，提升體內正氣別擔憂

癌症可以說是 人體內亂的結果，也就是說，在正邪抗爭的過程中，邪氣占了上風，要去邪就要扶正。

每個人身上都有原癌基因，為了管束它，我們的身體裡還有抑癌基因。這就像中醫所說的正氣和邪氣一樣，假如我們體內正氣強大，那麼它抵禦疾病侵襲的能力就強，身體裡的異常細胞就會被免疫細胞清除。**但如果沒有足夠的正氣抵禦邪氣，那麼人就會生病，當邪氣特別強大而正氣特別弱時，就可能變成了癌症**。癌症可以說是人體內亂的結果，也就是說，在正邪抗爭的過程中，邪氣占了上風。

臨床上有很多癌症患者舌苔都不正常，或白膩或黃膩，或有花剝苔，提醒病人多有「痰濕內蘊」。所以，對於癌症患者而言，在修復臟腑虛損的時候，祛除身體的「痰濁濕濁」也非常重要。

二〇〇八年冬天，有一個來自寧夏的女病人來就診。她自去年進行結腸癌手術後就出現了氣短、乏力的症狀，已持續半年，尤其是活動後比較嚴重。我問她，吃得怎麼樣？她說自手術後，飲食上主要以稀飯為主，食慾還行，睡眠也可以。平時她月經週期正常，但量多。我見她面形有些虛胖，舌體中等，但邊尖有齒痕，舌質比較暗，苔薄白滑，脈弱。綜合四診，治療時宜「健脾疏肝、祛濕化濁、解毒抗癌」。處方中用到了五爪龍、太子參、炒蒼朮、炒白朮、厚朴花、薑半夏、敗醬草、醋莪朮、烏梅炭等藥物。

服藥二十八天後，病人體力有些恢復，癌胚抗原值（CEA）也由原來的8.460降到了3.00，接近正常值。之後，我在原方基礎上稍做調整，增加了扶正力量，繼續調治。後來隨訪五年，病人的生活品質明顯提高，病情穩定。

你不怕癌，癌就怕你

現在，很多人一聽到自己得了癌症，往往會嚇得手軟腳發軟。在一般人的印象裡，似乎得了癌症就等於被判了死刑，時日無多。出於對癌症認識的不足，使得這種身體疾病慢慢變成了精神上的疾患，很多人即使認真配合醫生治療，也終日活在恐懼、絕望之中。

《黃帝內經・素問・湯液醪醴論》中說：精神不進，志意不治，故不可愈（癒）。任何疾病的發展治療，都應重視情志因素的作用。**很多癌症之所以擴散這麼快，和人恐懼焦慮的情緒有很大關係**。因為病人難以以靜制動，越煩躁，氣血越妄動不安，病情越嚴重。以至於很多癌症患者並不是因病而死，而是被自己的恐懼心理壓垮的。

一切的恐懼，都源於無知。其實，腫瘤的發生遠比人們想像的普遍。醫學家曾在日內瓦對二百八十個並非死於腫瘤的屍體進行解剖，發現這些平均年齡七十五歲的死亡老人中，48％的人體內都有惡性腫瘤，但他們生前沒有任何腫瘤臨床表現。而且人的年齡越大，癌症的惡性程度越低，給人帶來的痛苦也相對輕得多。對於這些老人來說，有沒有腫瘤，對他們的生活品質影響並不大。

所以，我們治療癌症的原則就是：以人為本，積極治療，放鬆心態，帶瘤延年。蘇東坡說，對於最難治的病，安心之外無妙方。面對癌症，我們要把眼光放開，不要老盯著自己身體內的小疙瘩念念不忘。我經常這樣安慰病人：「體內有個腫瘤又怎麼了？人活著就是要管理好吃喝拉撒睡，你只要吃好睡好，開開心心的，心情好，精神好，使身體機能充分發揮自身的免疫力，治療起來就更有效。」當然，作為醫生，選擇手術切除還是保守治療，仍要尊重病人和家屬的意願。現在很多病人手術後選擇中醫扶正的方法，減少了很多放射化療帶來的副作用，延長了生命。

有一分胃氣，便有一分生機

如果把癌細胞比作一粒粒的種子，那我們的身體就是一片土壤，種子能否發芽、生長，完全取決於這片土壤是否適合它生長。對於惡性腫瘤的治療，我們要做的不是對抗性地去毀滅種子，因為在我們猛烈攻擊的時候，這片土壤也會受到傷害，我們應該去改善土壤，讓種子無法生存。而人身之土壤便是脾胃，改善脾胃功能，使氣血充盛，「正氣存內，邪不可干」，水濕、痰濁等病理產物就沒有滯留的餘地。

很多癌症病人來這兒治療的時候，都已經歷放射性化療，吃了中西藥物無數，正氣受損嚴重。這就像我們本想放火燒掉寄生在樹木上的藤蔓，但寄生藤不一定燒斷根，樹木的正氣卻肯定受到了傷害。

脾居中焦，為人體後天之本，正氣的充足有賴於脾胃滋養和化生。如果此時不重視照顧養護脾胃，一方面人體正氣容易受損，加快腫瘤的進展或發生轉移，另一方面患者也容易出現噁心、嘔吐、食慾減退、胃脘脹滿等脾胃疾病。

所以，**對於惡性腫瘤的治療，應該把患者的脾胃功能放在首位。**

有的病人吃什麼吐什麼，腸胃功能受到了嚴重損害，連正常飲食都無法保證，就更別提喝湯藥了。這時該怎麼辦呢？一是我們可以通過針灸、外敷之類的外治法調理；二是可以讓患者喝點濃粥，慢慢養胃。有一分胃氣，便有一分生機。**等消化功能慢慢恢復了，再進一步給予湯藥**。

因久病而脾胃虛弱的人，如果喝過於滋補的湯，不利於身體的消化吸收，這時可以熬點小米粥。李時珍在《本草綱目》中說：小米補虛損，開腸胃。

小孩拉肚子時，家中有經驗的老人就會把小米熬成濃米湯，將小米粥最上面的那層米油餵食給孩子，這樣就可以緩解孩子的腹瀉症狀。煮粥時，最好是用大火煮沸後改成小火慢熬。脾胃特別虛弱的人，最好單喝小米粥，等胃慢慢好起來了，就可以在粥中加一些南瓜、大棗、山藥等有補益作用的食物。

第六章

治濕病的關鍵，就在生活細節裡

絕大多數的慢性病都是生活習慣病，現代人吃得多，口味重，運動少，熬夜多，壓力大，這些錯誤的生活方式都會致使人體水液代謝失調。老子說：「人法地，地法天，天法道，道法自然。」我們若是能從生活細微處入手，不違天道，濕邪也就會遠離我們。

① 一天八杯水，不是人人適用

水喝多少要因人而異，不同人由於代謝能力的不同，對水的需求也存在著差異。

現代人都很注重喝水，而且普遍喝得多。有的人主張，一天要喝夠八杯水才能補充人體水分。喝水看似是一件再簡單不過的事情，拿起水杯「咕嚕咕嚕」喝下去就好，還有什麼講究嗎？其實，水喝多少要因人而異，不同人由於代謝能力不同，對水的需求也存在著差異。這就好像同樣都是植物，綠蘿可以養在水裡，而蘆薈稍多澆點水就會爛根。

有的人喝完水後覺得肚子脹，走路時還會覺得肚子裡有水在晃盪；有的人總覺得嘴唇乾、口渴，但喝水後卻不能解渴。這可能就是因為脾虛不能運化水濕，此時重要的不是補水，而是健脾。

有一個體型偏胖的中年人，平時血壓偏高，經常服用降壓藥。最近他食慾不好，胃部覺得不舒服，身體還有點疲倦，這些症狀很像肝炎。他很擔心，於是急急忙忙跑去醫院做了檢查，但結果顯示他的肝功能正常。這個病人就覺得很奇怪，那自己為什麼會有食慾減退、飯後腹脹等類似肝炎的症狀呢？

我問他最近有什麼不一樣的習慣嗎？他說，也沒什麼，就是水喝比較多。

原來，他因為自己血壓比較高，擔心哪天突發腦血栓、腦中風，聽人說多喝水能稀釋血液濃度，於是每天都會強迫自己喝很多水。我告訴他，他之所以沒有食慾、吃飯不消化，就是喝水太多，胃裡積了太多的濕氣造成的。他體形偏胖，舌苔也偏厚，本來體內就濕邪重，還這樣喝水，排不出去的水濕越積越多，自然會影響到脾胃功能。如果時間久了，還會影響到他的血壓和心臟。

所以，喝水一定要根據自己的體質、消化能力、季節等因素來調節。其實，一天之內，正常人補充一千五百至二千五百毫升的水即可，主要以自己不渴、口唇不乾為好。喝的時候也不要狂喝，而要一口一口地慢慢喝，否則就會損傷脾胃，導致水濕內停。

喝茶不豪飲，品茶才養生

不僅喝水如此，喝茶也一樣，如果喝得不對也會造成體內水濕泛濫。一天，門診來了個事業有為的年輕人，三十四歲就當上了企業的負責人。按理說，這樣一位有為青年應該是一副朝氣蓬勃的樣子，但這個病人臉上沒有色澤，精神狀態不好，看起來疲憊不堪。原來他一直有疲勞乏力的症狀，已經持續六年，平時總覺得累，想要睡覺休息。早晨起來容易頭暈，常會牽連到後頭頸，也容易健忘。有時候胃脘部脹痛，大便乾，小便黃。我看了他的病歷，又讓他伸出舌頭，發現他舌質暗紅、苔黃膩。

我問他：「你府上是哪裡？」他回答：「我是山東人，目前在內蒙古工作。」我又問他：「你平時喜歡喝什麼？吃什麼？」他回答：「我總覺得燥熱，所以喜歡喝涼點的水或者飲料，平時也喜歡茶道。」「哦？那你平時喝什麼茶？怎麼喝？」

我這一連串的問題讓患者很不解，不過他還是照實回答，他喜歡喝功夫茶和鐵觀音，喝的時候喜歡大口連續喝上幾杯。

我跟他說：「你愛喝茶是好事，但這樣豪飲是不對的。我國是茶文化的發源地，很多人都喜歡喝茶，但對於如何品茶才可頤養身心卻知之甚少。大多數人因為忙於工作，只是大口地喝茶，豪飲一番，殊不知這樣做不僅不能解渴生津，無法品出茶的滋味，而且大量的茶水很快到了胃裡，不能及時消化，壅滯胃中，形成飲邪。很多人因此會感覺脘脹，雖然胃中水聲漉漉，但是因為水液不能化生津液敷布於咽喉，反倒會喝水越多，嘴越乾。」

我告訴他：「飲茶，在古代稱為品茗，什麼是品呢？就是讓你小口慢慢喝，這樣胃有了消化吸收的時間，喝茶才能發揮生津止渴的作用。茶道中蘊含很多學問，如綠茶，性寒，有清熱生津止渴的作用，夏天喝可以解暑；紅茶，性溫，有暖胃的作用；普洱茶屬於發酵茶，有安神鎮靜、消食的作用，適合晚上喝，但是不要太濃。你長期在內蒙古地區工作，當地氣候寒冷，人們喜歡吃牛羊肉、乳製品等不易消化的食物，而且善飲。你生病的根源首先是工作緊張，壓力大，身體沒有得到及時充分的休養調理，各個臟腑機能下降；其次，你的飲食習慣不合理，喝茶方法不對，這樣傷及脾胃，濕濁壅滯，氣機受阻。」聽了我的這些話，病人表示今後喝茶喝水不再豪飲，要小口慢飲。

後來，我根據他的症狀擬定治療方法：疏太陽經氣，和胃，清化濕濁。開了四劑藥方，又開了七劑茶飲方。我一直強調醫生要有耐心細心的問診，這樣才能找出病人生病的原因，進而告知病人，糾正一些不好的習慣，才能杜絕生病的根源。唯有如此，才是真正的治本之道。

在這裡也為大家介紹一個我平時喜歡喝的三花茶，有愉悅情志、調理脾胃的作用。

三花茶的飲用法

【材料】芍藥花、佛手花、茉莉花各二克。
【做法】將三花洗淨後放入保溫杯中，倒入一杯熱水後，悶十分鐘即可飲用。
【用法】小口慢喝，每次留一半的茶水，待想喝時再加入熱水。
【功效】活血疏肝，調理脾胃。

這道茶一般上午喝三、五次就沒味了，下午如果想喝可以重新放入三花。喝的時候，先聞茶香，有愉悅情志的作用，然後再小口喝茶。這裡面芍藥花有養血活血疏肝的作用，佛手花有和胃降逆、疏肝的作用，而茉莉花的香味不僅能夠愉悅情志，其本身也有一定的清肝作用。很多老年人愛喝茉莉花茶，如果腸胃不好，就不要喝太濃的茉莉花茶。

早中晚三杯茶，養護脾胃

我有一個飲茶習慣，那就是每天三杯茶：上午喝綠茶，下午喝烏龍茶，晚上喝普洱茶。這樣喝茶更符合調理脾胃的養生理念。

上午喝綠茶，益氣升陽，心神俱旺

一天之計在於晨。陽氣經過一個晚上的濡養，到了上午重新煥發活力，充實四肢百骸，讓身體和大腦做好了開始新一天學習和工作的準備。**綠茶是一種不發酵茶，色潤香清，令人心曠神怡，屬於茶中之陽**。綠茶的特性，較多地保留了茶葉內的天然物質，維生素損失也較少，因此能幫助脾胃運化水穀精微，輸布於周身，使主神明的心與元神之府的腦，得到滋養，進而從五臟的功能活動中具體表現出來，人才能保持上午的精力旺盛。正如《素問》所說「五味入口，藏於腸胃，味有所藏，以養五氣，氣和而生，津液相成，神乃自生。」說明飲食之物化生的氣血津液，是產生「神」的物質基礎，也就是人們經常說的「提神醒腦」作用。

下午喝烏龍茶，健脾消食，保持運化

午後陽氣漸弱，陰氣漸升，脾胃功能較上午有所減弱。中國的飲食文化是「早吃好，午吃飽，晚吃少」，因此中午的飲食中會有很多油膩的食物，容易滋膩礙胃，造成脾胃功能減弱。所以下午喝茶重在去肥消滯。

烏龍茶屬於半發酵茶，茶中的主要成分單寧酸，經證實與脂肪的代謝有密切的關係，而且實驗結果也證明，烏龍茶能夠刺激胰臟脂肪分解酵素的活性，減少糖類和脂肪類食物的吸收，促進脂肪燃燒，降低血液中的膽固醇含量，尤其能夠減少腹部脂肪的堆積。下午喝烏龍茶，能夠幫助脾胃消化，保持腐熟（指食物經過胃的初步消化而形成食糜）和運化功能的高效運轉。而脾胃健運是防病治病、養生長壽的必要條件。

晚上喝普洱茶，護胃養胃，安定心神

晚上陽氣收斂，入於陰中。在一天的工作之後，人體的氣機下降，需要頤養脾胃，安養心神，為第二天養精蓄銳。中醫認為「胃不和則臥不安」，脾胃調和，心神才能安定。普洱茶（熟普）是經過人工速成發酵後再加工而成的，黏稠、甘滑、醇厚，進入腸胃後，能在胃的表層形成一層保護膜，對胃產生有益的保護作用。長期飲用普洱茶可以發揮護胃、養胃的作用。

在適宜的濃度下，飲用平和的普洱茶對腸胃不會產生刺激作用。熟普中的咖啡因經多年陳放發酵，作用減弱，所以喝後不會興奮，使人能夠安然入睡。而普洱茶又有補氣固精的作用，熱飲能令腸胃舒適，還可治療頻尿。

♥貼心提醒

天有五行，人有五臟，茶也分五色。了解了茶性，就能根據天時、地域、人的體質來選擇適合自己的茶。例如：脾陽虛的人著涼了，就可以喝點薑茶；女性脾氣比較急躁的，也可以喝點玫瑰花茶或者佛手花茶；有熱的話，也可以喝點菊花茶。

② 霧霾天，外毒可排內毒不可生

霧霾致病多襲人皮膚腠理，或經口鼻而入肺。環境因素雖然無法改變，但人體有強大的排毒力，心理健康很重要。

入冬以後，中國大陸很多地方，陽光燦爛的日子持續不了兩天，霧霾就會出現，尤其是北京及周邊地區最為嚴重。早些年，尤其是幾十年前，人們在冬天談的多是霧，而近三十年來，在國家經濟快速發展的同時，汽機車數量以及工業的迅速擴張，導致空氣品質嚴重惡化，霧霾天也多了起來。

濃霧必定是「濕邪」的載體，早在一千多年前，醫聖張仲景就曾將霧列為五種致病邪氣之一，「五邪中人，各有法度，風中於前，寒中於暮，濕傷於下，霧傷於上」。更別提是比霧要嚴重得多的霧霾，霧霾致病多襲人皮膚腠理（泛指皮膚、肌肉、臟腑的紋理與皮膚、肌肉間隙交接處的結締組織），或經口鼻而入肺。遇到這樣惡劣的天氣，各大醫院呼吸道系統疾病的患者就會明顯增加，尤其是本身就有呼吸系統疾病的人，在霧霾天會產生強烈的不適感。

有人很鬱悶地對我抱怨：「霧霾天怎麼這麼多，真夠煩的，不想住在北京了。」我跟他說，你這焦慮的幾分鐘比霧霾帶來的危害還大呢。其實，空氣的汙染只是我們身體所面臨的眾多威脅健康的因素之一，除此之外還有精神壓力、工作壓力、熬夜、飲食不均衡、濫用藥物等等。**我們的身體本身有著強大的排毒能力，外毒固然可怕，情緒因素引起的內毒也不容小覷。在外毒短期內無法解決的情況下，我們一定要調整好心態，避免恐慌焦慮又生內毒。**

自我保健，擋外也要化濕

兵來將擋，水來土掩。面對霧霾，我們如何自我保健？

首先，霧霾屬於寒濕，自呼吸道進入人體，最容易傷害人體的陽氣。所以，身在霧霾之下的人們，應儘量待在室內，減少戶外運動。有時在新聞報導的畫面上看到，某些人在霧霾天裡戴著口罩打太極拳、跳廣場舞，還有的學校訓練學生長跑，如此健身，反易招病。

尤其是年老體弱、有咳喘疾病者，更要儘量少出門。在家時少開窗戶，有經濟能力者可以用室內空氣清淨器。如果出門，一定要做好防範措施，戴上專業的防霾口罩。

其次，飲食清淡，少吃辛辣、寒涼之品，可以喝點蜂蜜水，多吃新鮮蔬菜和當季水果。霧霾天氣可適當吃些健脾溫肺化濕的食物，如薏苡仁、白扁豆、生薑等。

第三，外出回家後，儘量做好清潔工作。霧霾時空氣中的懸浮顆粒物多，容易堵塞毛孔，所以回家後要記得及時清洗裸露的肌膚。

護鼻、嗓，按摩、湯飲來幫忙

霧霾天氣侵犯人體，容易引發各種不適，這時候我們可以採用一些方法調理。

有的人到了霧霾天，鼻子會感覺很不舒服。這時候，可以每天用手指按摩鼻部兩側，從上至下反覆推揉鼻部五分鐘，然後點按迎香穴（位於鼻溝內、橫平鼻外緣中點），可

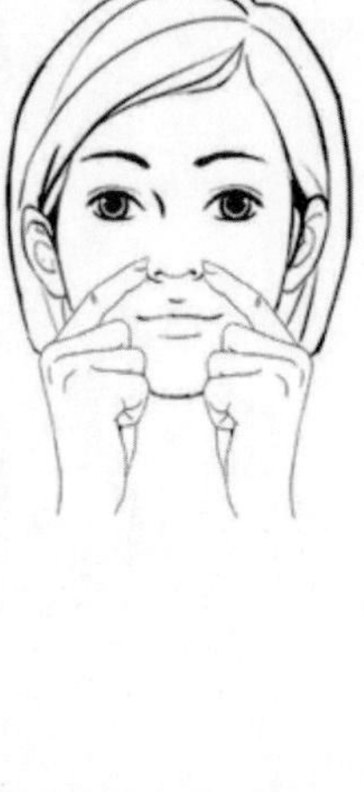

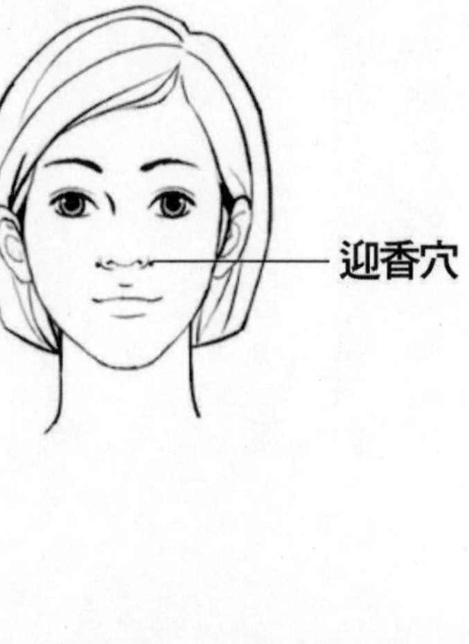

以緩解鼻塞。外出回家後，也可以用棉花棒蘸著淡鹽水清洗鼻腔。

有些人容易出現喉嚨不適，這時候可以服用「青龍白虎湯」。青龍白虎湯適合那些有急性或慢性咽喉炎的人群。比如，當你在霧霾天出現了扁桃腺炎，喉嚨乾澀、疼痛時就可以服用青龍白虎湯。有的人一看這方名叫「青龍白虎」，心中不免疑惑：這是什麼名貴藥，取這麼霸氣的名字！其實，裡面的材料非常簡單，**「青龍」指的是青橄欖，「白虎」指的是白蘿蔔。這個藥方是清代醫家王孟英的自製方，能夠促進肺的宣降功能，加強排濁，緩解嗓子不適。**

青龍白虎湯的做法

【材料】青橄欖五枚，白蘿蔔一百二十克。

【做法】二者洗淨後，切絲或切片，共煮二十分鐘。

【用法】代茶頻飲，每天一劑。

【功效】清熱解毒，宣肺利咽。

青橄欖入肺經、胃經，有清肺利咽、生津止咳、祛瘀解毒作用。《滇南本草》說：治一切喉火上炎。《本草綱目》記載：治咽喉痛，咀嚼嚥汁。白蘿蔔性味甘潤，具有清火解毒的作用。二者煮出來的湯水，既有青橄欖的甘香氣息，又有白蘿蔔的清甜，味道很不錯。

這個方子對於流行性感冒、上呼吸道感染引起的咽喉不適都有一定的效果。煎煮時也可加入6克的新會陳皮，幫助調理脾胃。另外，如果不方便買到青橄欖，也可在中藥房購買乾橄欖。

③手腳動一動，陽氣來濕邪走

現代人的濕邪多是內濕，這種濕只靠藥物還不夠，最好還是多運動，讓陽氣通達四肢，濕病就無可乘之機。

現代人有個通病就是懶，上班的時候坐在電腦前，出門時坐在車裡，回到家中又常常坐在沙發上看電視。整天坐著不動，缺乏運動，身體裡的氣血都瘀滯了，所以體質偏濕的人很多。可以說，懶是現代人濕病的原因之一。古代農耕社會，人們勞動較多，所以更容易受到外部濕邪的侵入，而現代人的濕邪多是內濕，這種濕只靠藥物還不夠，最好是克服自己的懶病，動起來。

為什麼要運動呢？因為動能生陽，也就是說運動能升發陽氣。大家都有這樣的體會，冬天天氣很冷，手腳都涼，這時候要是活動一下肢體，圍著操場跑兩圈，就會覺得全身都暖和了，這就是陽氣充實於四肢的表現。

陽氣虧虛，濕邪瀰漫，身體就會被各種濕病纏上；反之，你的陽氣足了，能通達四肢，水濕就容易運化，身體就會健康。這就像在陰冷潮濕的地方更容易長出青苔，但一旦陽光明媚，青苔就再也無法生存一樣。我們透過運動托起了體內的太陽，在它的照耀下，體內濕冷的環境也會得到有效改善。

之所以要運動還有一個原因，那就是運動可以出汗。你可能有這樣的經驗，某天受了風寒發燒了，這時候母親端來一碗熱騰騰的薑湯，你喝完馬上蓋被子，不一會兒就出了一身汗，本來頭痛、身緊、怕冷的感覺也消失了。這叫給邪以出路，在中醫裡這種去邪的方法叫「汗法」。每天透過適量的運動，可以活絡身體器官，讓濕邪透過汗水排出體外。

我有一套已堅持做了幾十年的保健方法，受益頗多，在此介紹給大家，希望每個人都能成為健康的長壽者。

起床後，請花幾分鐘乾洗臉

每天早晨起床後，我會先在床上「乾洗臉」，也就是「搓臉」，只要幾分鐘，就能做完。

首先，把兩手搓熱，然後乾洗額頭，沿著太陽穴，到眼部。再自上而下反覆擦鼻側二十五次，這個動作還有預防感冒的作用。

接著，左手沿著下頷骨斜向上乾洗右臉，右手乾洗左臉，這個動作做三十五次就可以。

做完這些，還要搓耳朵，因為耳朵上的穴位很多。先用手掌前後撥拉耳廓；之後，用拇指和食指捏著耳廓向下拉，有降血壓的作用；最後，掌心對著耳朵，手指敲頭後枕骨，這個動作叫作「鳴天鼓」，做三十五次就可以，可以恢復腦力，減輕疲勞。

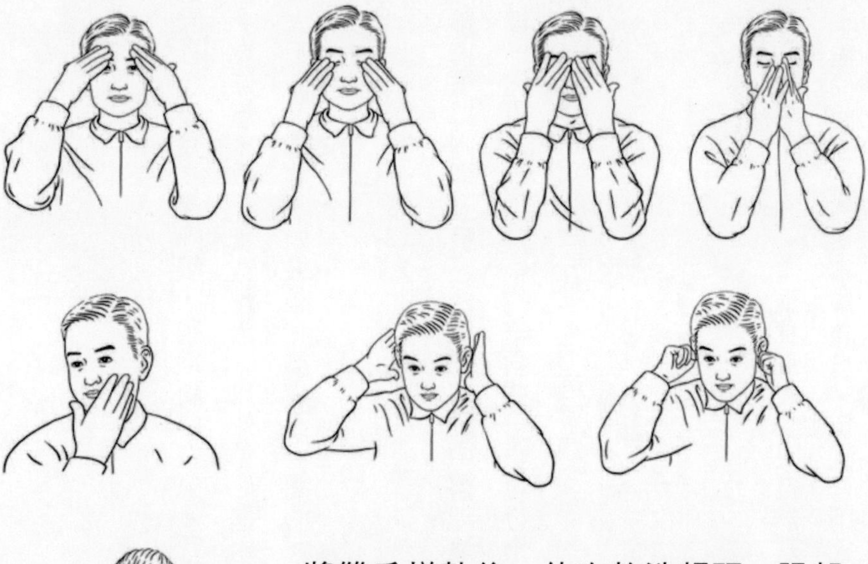

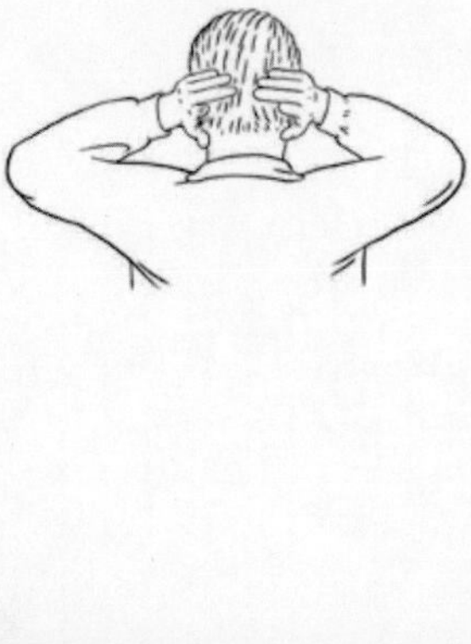

將雙手搓熱後，依次乾洗額頭、眼部、鼻子、左右臉、耳朵， 最後鳴天鼓。

這套保健操，我每天早上起床後和晚上睡覺前都會做一次。

晨間運動，練練八段錦

乾洗臉完成後，我會去樓下的公園裡，做幾次深呼吸，吸進新鮮空氣，呼出一夜的濁氣。經過一番吐納之後，我還會花上十幾分鐘，做一套八段錦，以外動促進內動，使陽氣含蓄體內，讓我能保持充沛的精力投入工作。當然，如果碰到霧霾天一類的惡劣天氣就不要外出了，可在家裡練功。

這套八段錦是我依據原來的八段錦，根據內調五臟、外疏經絡的中醫理論，自己改編了一下。每個動作鍛鍊的部位都不一樣，你可以選擇其中的一兩式，也可以全部練一遍。但是，不管練哪個動作，都一定要以自己的身體狀況為考量，不可貿然多練。

預備式

自然站立，兩足平行分開，與肩同寬，兩膝微屈。頭正身直，雙眼自然垂視前方，舌抵上顎，下頜微收。手臂自然下垂，手指伸展要自然。寧神調息，氣沉丹田。

初學者可以先練習預備式，這樣更容易掌握其他動作。這與傳統氣功訓練方法中，先練靜功後練動功一致。年老體弱的人可以先練預備式，這樣過段時間，手足和丹田會有氣感，就可以逐步學習其他動作。單練這個動作時，作用同站樁一樣。

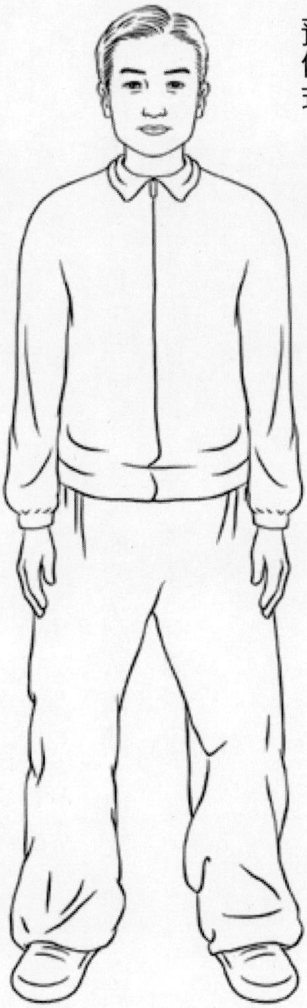

預備式

第一節：雙手托天理三焦

①從預備式起。（吸氣）雙腿微屈，分左腳，兩腳平行站立，與肩同寬，兩臂微上提，雙手掌心翻轉向上置於丹田處，虎口（拇指、食指的分叉位置）向外，十指尖相接，垂直上托至胸前兩乳平行處（吸氣盡）。

②（呼氣）兩腿徐緩挺膝伸直；同時掌心於胸前依次翻轉向裡、向下、向外、向上，垂直推起於頭頂之上，虎口朝外，兩臂伸展，如伸懶腰（呼氣盡）。

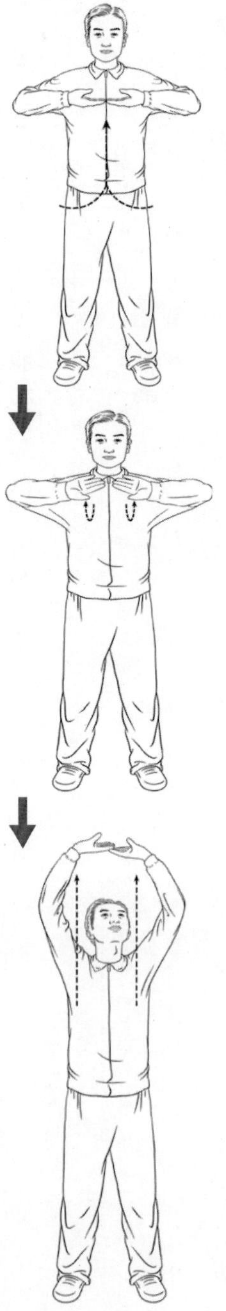

第一節步驟①②

③（吸氣）雙手轉腕重疊交叉於頭頂上方，左手在裡，右手在外，沿身體中線下落至胸前兩乳平行處，疊手拉開，掌心向下，虎口朝裡，指尖相對於膻中穴（兩乳連線的中點前（吸氣盡）。

④（呼氣）雙手垂直下按至小腹丹田處，再斜劃垂於雙腿褲線兩側，氣沉丹田（呼氣盡）。

此組動作一次三遍。自預備式直接練此法，隨呼吸反覆練習三次即可。這段養生功鍛鍊到三焦，而三焦總領五臟六腑，營衛經絡，內外左右上下之氣，故祛病健身首練此段。

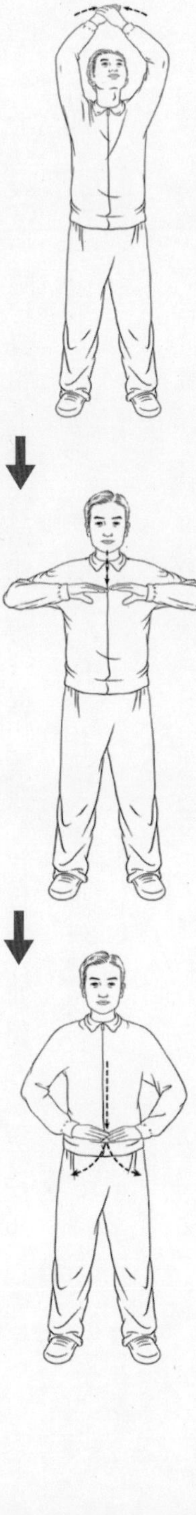

第一節步驟③④

第二節：左右挽弓心肺朝

①（吸氣）兩膝彎曲下蹲至騎馬式，雙臂提起畫弧，於右胸乳前交叉。右臂在外，掌心向裡，虎口向上，左臂在裡，掌心向外，四指 指尖向上（吸氣盡）。

②（呼氣）左手拇指、食指張開，其餘三指向掌心彎曲，立手坐腕（似立掌姿勢），沿右臂內側向左伸展推出，頭隨左手向左轉移。右手輕握拳，屈肘向右拉出，似拉弓射箭（呼氣盡）。

反方向再來一次。如此隨著呼吸，左右各練習三次。

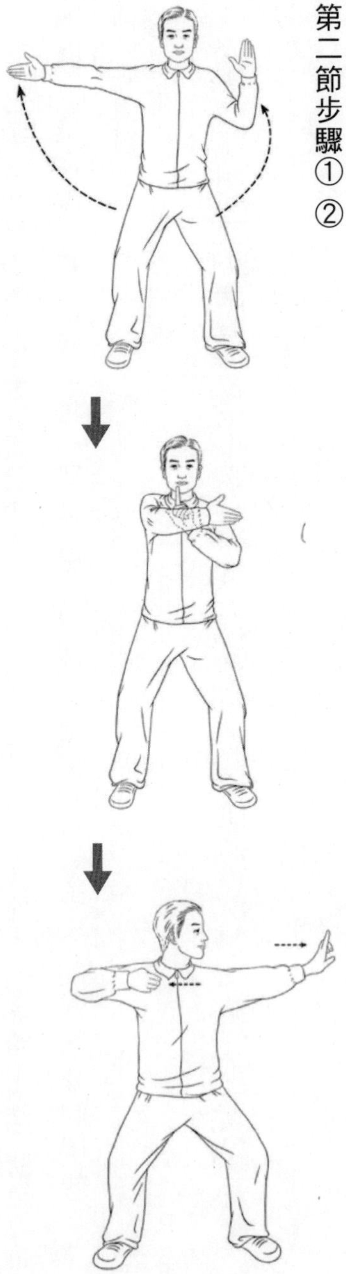

第二節步驟①②

③（吸氣）兩臂自然畫弧，收至胸前，掌心向下，虎口朝裡，將屈膝雙腿站直（吸氣盡）。

④（呼氣）左腳收回一步，雙掌下按至小腹丹田處，再斜劃垂於雙腿褲線兩側，氣沉丹田（呼氣盡）。

此法為調肺、強心之功，自第一段結束後接練此式，隨呼吸練習，左右各三次即可。

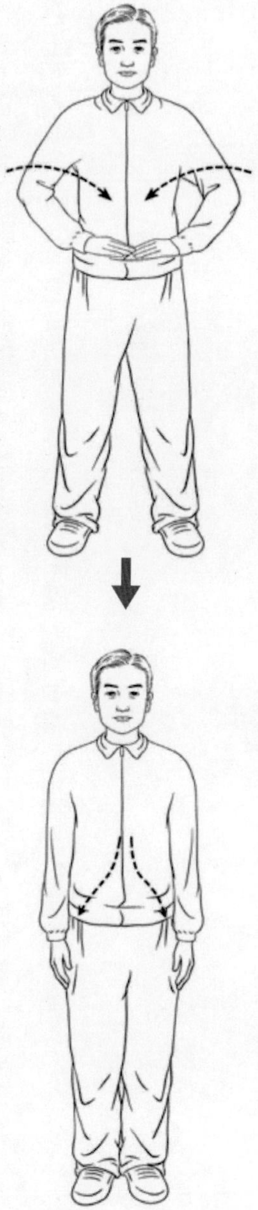

第二節步驟③④

第三節：調理脾胃須單舉

①（吸氣）兩手畫弧抱球，右手在上，手心向下，虎口向裡，於胸前兩乳平行處，左手在下，手心向上，虎口向外，於小腹丹田處，兩手掌心相對（吸氣盡）。

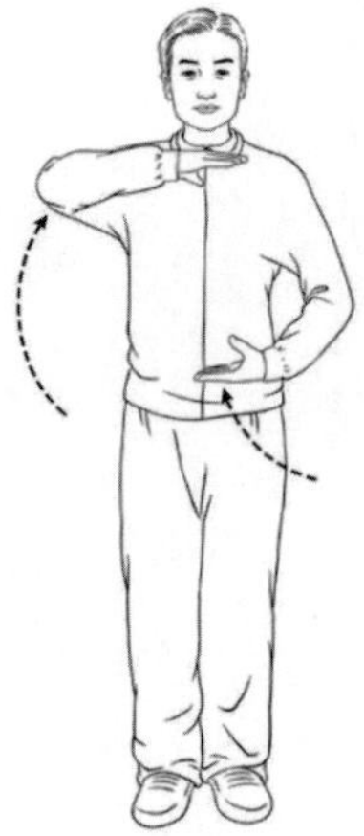

第三節步驟①

②（呼氣）左手上托至左肩前，轉腕成肘外翻，上推至頭頂左上方，同時右手下按至小腹右側，斜劃下壓於右大腿外側，手心向下，指尖向前，雙臂同時微用力，以輾壓的方式拉長（呼氣盡）。

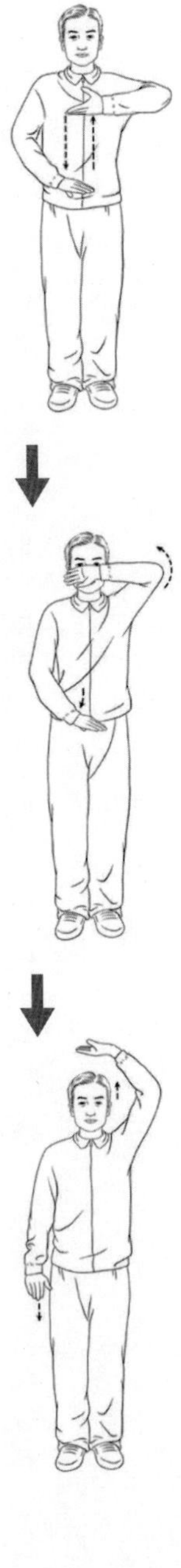

第三節步驟②

反方向再做一遍，如此上下反覆進行三遍。

③（吸氣）左手上提，右手下落，兩手掌心向下，虎口向裡，十指相接於胃中部（吸氣盡）。

④（呼氣）雙掌同時下按，經過小腹斜劃垂於雙腿褲線兩側，氣沉丹田（呼氣盡）。

此法為調理脾胃，調暢情志之功法，單練此法左右各三次，兩掌上托下按時為呼氣，回收時為吸氣。

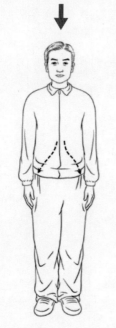

第三節步驟③④

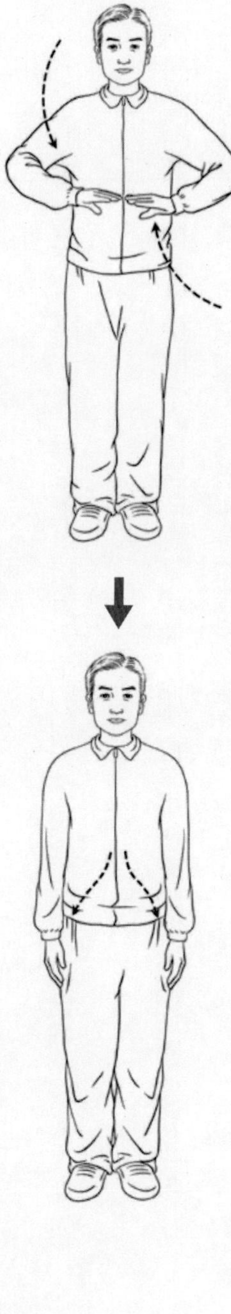

第四節：雙掌撲地固腎腰

①（吸氣）左足旁開一步，雙手虎口相對，手心向內，環抱丹田（吸氣盡）。

②（呼氣）雙掌沿帶脈（人體腰部繞身一周）向後捋，平扶於腰脊兩側命門（腰椎二、三棘突間）處，指尖向下，手心向內，身體儘量向後伸展（呼氣盡）。

③（吸氣）雙手坐腕，掌心向前，掌根貼於體側，沿帶脈推至丹田處，微收腹低頭（吸氣盡）。

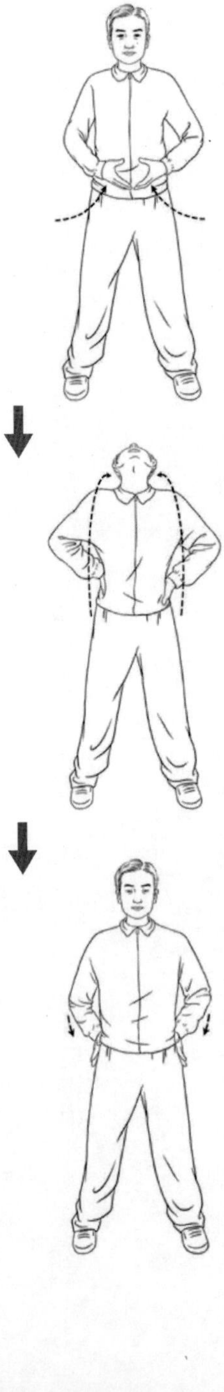

第四節步驟①②③

④（呼氣）俯身彎腰，掌心向下，虎口相對，雙手借勢下壓撲地（呼氣盡）。

⑤（吸氣）上身微提起，轉腕使指尖相對（吸氣盡）。

⑥（呼氣）轉腕下壓，虎口相對，借勢撲地（呼氣盡）。

⑤～⑥節動作上下重複九次。

此段功法為「強腰健腎」之法，練功時吸氣後和呼氣後均可順勢稍停片刻，動作停止，呼吸亦停，不過都應順其自然，絕不可故意憋氣。

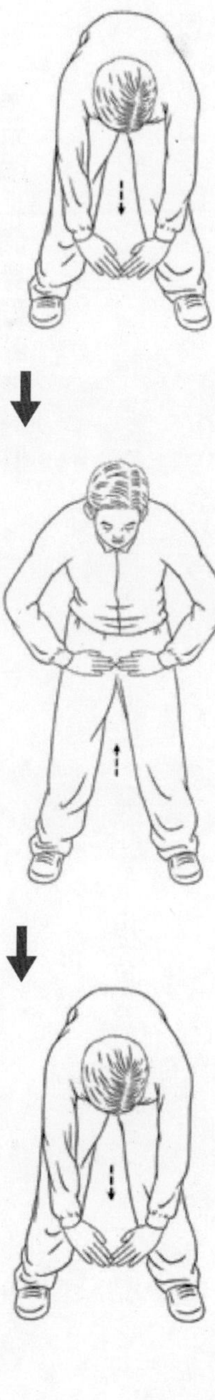

第四節步驟④⑤⑥

第五節：側身顧盼能健腦

①（吸氣）雙手轉腕，微握拳上提，拳眼向前，隨起身上提至胸前兩乳中間，拳背相對（吸氣盡）。

②（呼氣）雙拳向內轉腕變掌，掌背相對，指尖向前，向外伸展推出（呼氣盡）。

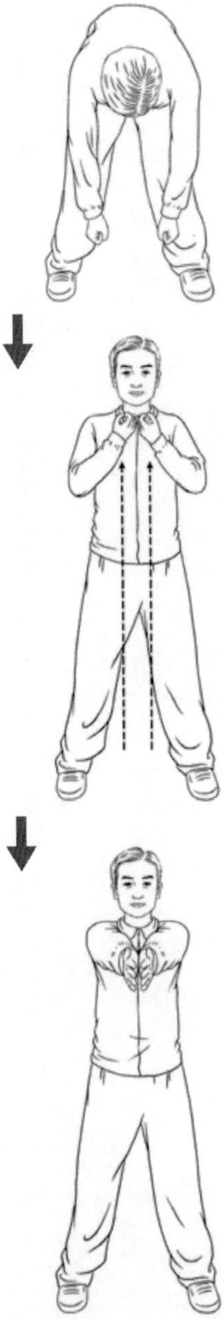

第五節步驟①②

③（吸氣）雙臂向兩側平分，虎口向下，呈手心向後側平舉狀（吸氣盡）。

④（呼氣）轉腕使手心向上，頭先向左轉，同時左手翹中指。頭再向右轉，同時右手翹中指（呼氣盡）。

第五節步驟③④

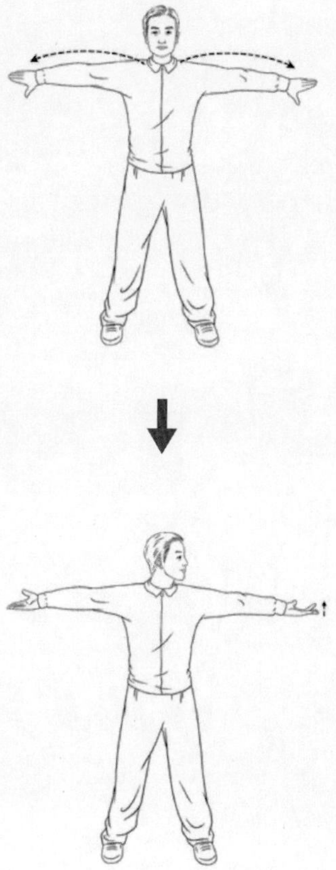

⑤（吸氣）雙手握拳收回，端於腰間，轉腰向左，雙拳上托至胸前兩乳中間，拳背相對，拳眼向前（吸氣盡）。

第五節步驟⑤

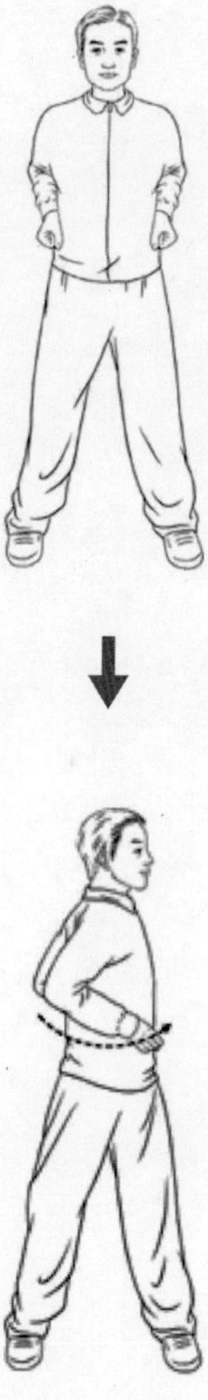

重複②~⑤的動作，然後轉腰向右再做一遍。

⑥（吸氣）雙手握拳收回，端於腰間，轉腰向前，站正（吸氣盡）。

⑦（呼氣）雙拳變掌，掌心向下，垂直下壓，置兩手垂於雙腿褲線兩側，氣沉丹田（呼氣盡）。

此法用練眼神、轉頸等動作來健腦，隨呼吸練習一遍即可。

第五節步驟⑥⑦

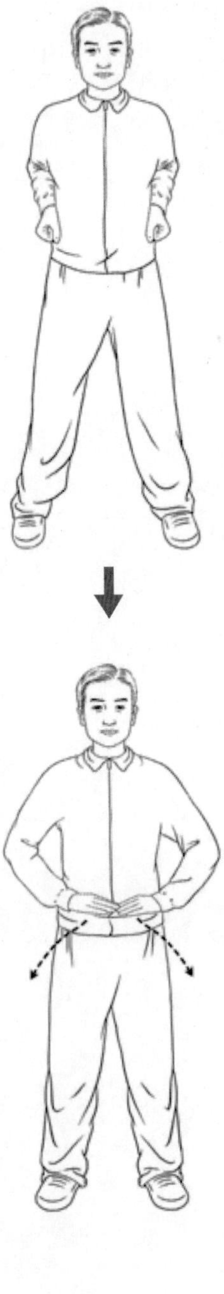

第六節：回首望踝和帶蹺

①（吸氣）兩膝微屈，雙手微握拳，右拳自下而上畫弧，至拳背正對印堂（腦門），左拳攔腰畫弧，至拳背正對後腰（吸氣盡）。

②（呼氣）緩慢轉腰向左，轉頭後瞧，看右腳足跟（呼氣盡）。

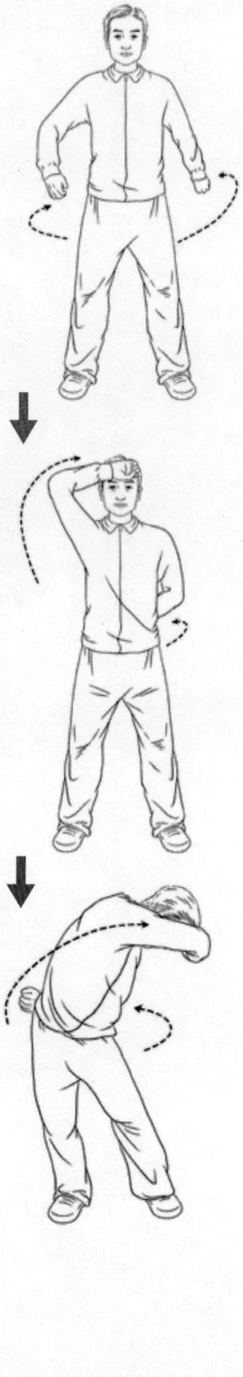

第六節步驟①②

③（吸氣）左拳自下而上畫弧，至拳背正對印堂，右拳自上而下畫弧，至拳背正對後腰（吸氣盡）。

④（呼氣）緩慢轉腰向右，轉頭後瞧，看左腳足跟（呼氣盡）。

①～④節反覆做三遍。

⑤（吸氣）轉腰回正，順勢收回雙掌，掌心向下，虎口向裡，十指相接於丹田處（吸氣盡）。

⑥（呼氣）雙手下按斜劃，垂於雙腿褲線兩側，氣沉丹田（呼氣盡）。

此法練習，可令帶脈、陰陽蹺脈通暢，從而達到強壯身體，驅除腹部、腰部、下肢疾病的作用。

第六節步驟⑤⑥

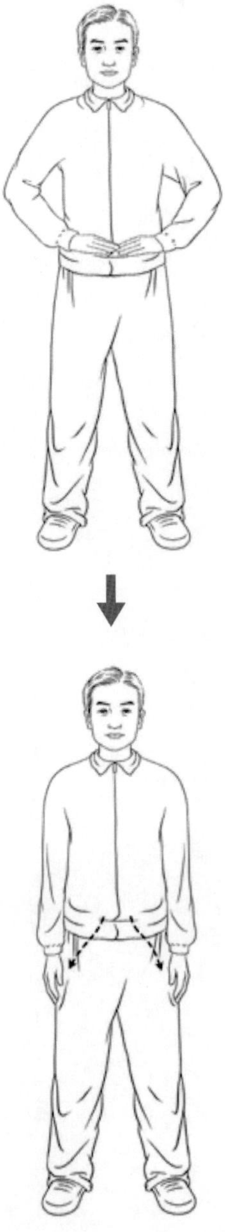

第七節：俯仰壯督通沖任

①（吸氣）兩臂提起，雙手虎口相對，手心向內，環抱丹田（吸氣盡）。

②（呼氣）俯身彎腰，兩手似托物，虎口相對，雙手借勢向下（呼氣盡）。

③（吸氣）頭微仰起，雙手順勢向前，向上捧起，至雙手舉過頭頂（吸氣盡）。

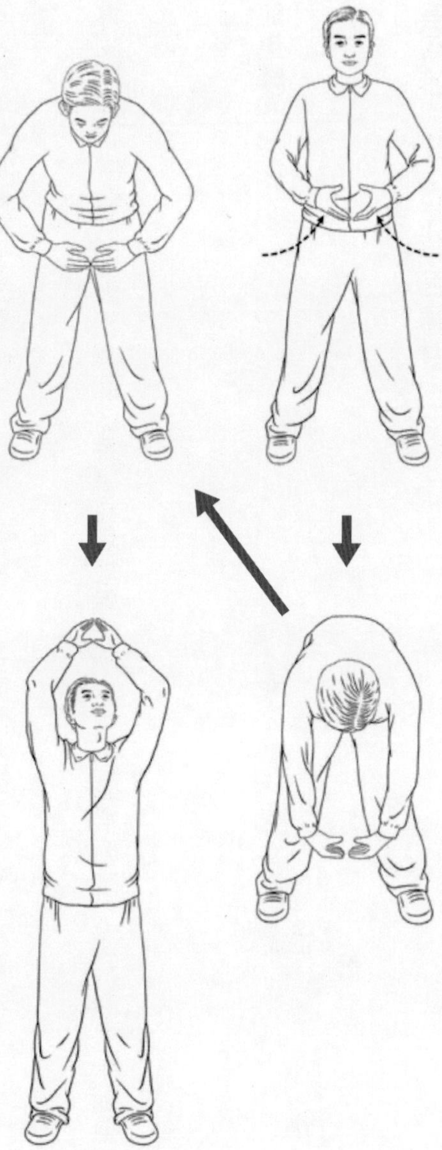

第七節步驟①②③

④（呼氣）身體後仰，雙手從頭頂向兩側下劃，垂於體側褲中線處（呼氣盡）。

此組動作依次做三遍。初練此法者應注意放鬆，不可用力，得氣後仍應放鬆，手隨氣走。

第七節步驟④

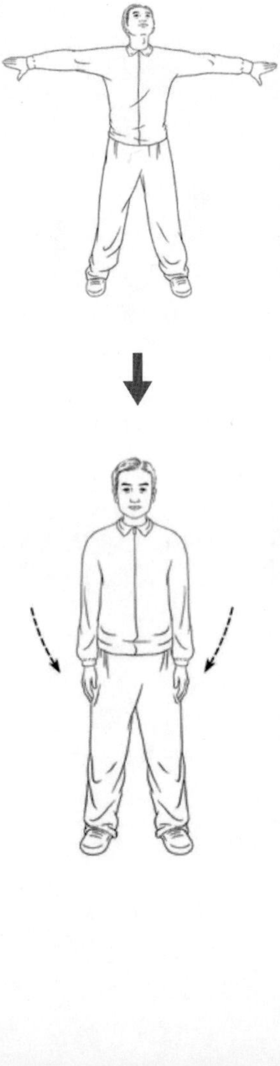

第八節：背後九顛百病消

①（吸氣）重心右移，左腳收至右腳旁（吸氣盡）。

②（呼氣）自然站立（呼氣盡）。

第八節步驟①②

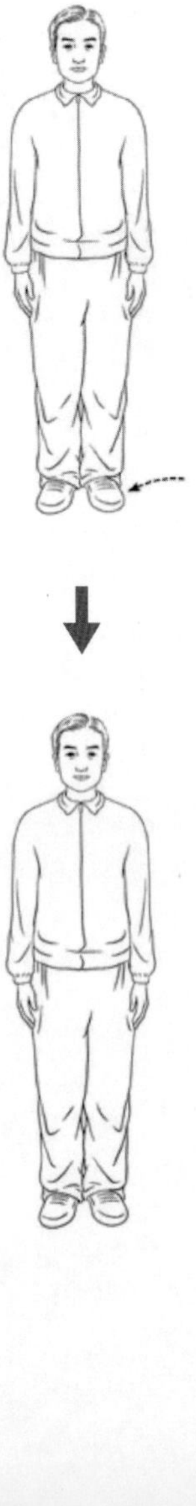

③（吸氣）提肛，兩腳腳跟提起，雙掌心向下，手指向前，雙肩微上提（吸氣盡）。

④（呼氣）身體放鬆，兩腳腳跟落地，兩手掌稍放鬆，氣沉丹田（呼 氣盡）。

③~④節動作上下做九次。

第八節步驟③④

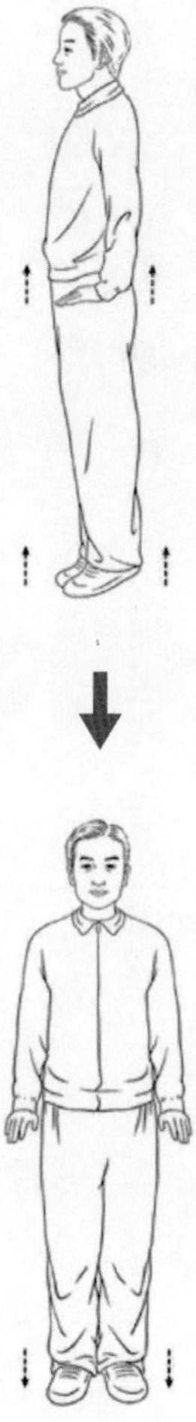

在前七段功法基礎上，練習此法，則可內平七情，外禦六淫，行氣養血，健五臟，通經絡。

收式

（吸氣）兩手垂於雙腿褲線兩側，氣沉丹田（吸氣盡）。

（呼氣）回預備式（呼氣盡）。

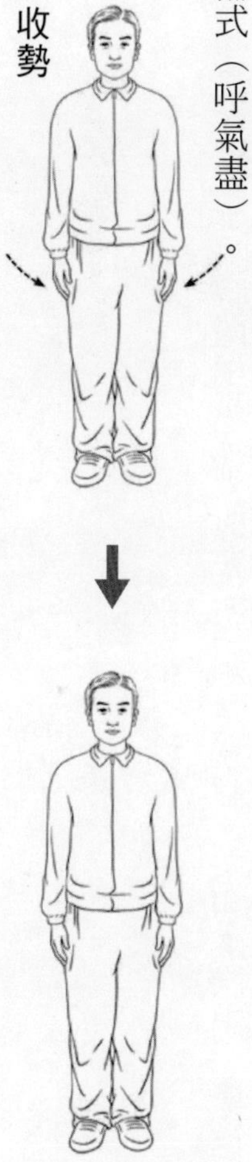

飯後散步，一小時請慢行

到了黃昏時分，我喜歡散散步，時間稍長，大概在一個小時左右。有句老話說「飯後走一走，活到九十九」，散步的時間至少要在飯後半小時至一小時後再進行，給胃充分的時間消化食物。如果本身脾胃功能不太好，消化吸收能力差的，最好飯後多休息一會兒再行走。

這裡也要強調一點，老年人散步，不要走得太快。我們社區的花園裡，我經常看到散步的人走得像趕路似的，這樣就不是散步了。散步要求的是以輕鬆為目的，就是要「鬆」，要「散」，才是散步。走路不一定要快，時間卻可以長一點，對腸子的蠕動很有好處。

走路時最主要的是心情放鬆，心無雜念方是長壽之秘訣。有的人散步，一直在想事情，這樣散步還不如不走；走路的時候，要多看看周圍那鬱鬱蔥蔥的樹叢。

大家可以根據自己的體質選擇健身方法，不過，也要注意，動能生陽，也能耗陽，氣血大虧之人不適合做劇烈的運動，否則陽氣耗散會致陽氣更虛。另外，早上陽氣開始活躍，而晚上陽氣收斂，所以運動健身更適合在白天做，晚上不要去擾動筋骨，做劇烈運動，可以選擇散步一類比較輕鬆的活動。

④心能靜，保持愉悅就能不生病

心情不好，氣機就會鬱結，影響到臟腑功能，使得血脈運行、水液代謝失常。因此，只要心靜氣和，病就好了一大半。

現在有很多病人，飲食上還好，沒吃什麼大魚大肉，也不嗜好辛辣之物，但是精神壓力很大，心情不好。有句話叫「流水不腐，戶樞不蠹」，常流的水不發臭，常轉的門軸不生銹。人要是心情不好，氣機一直處在鬱結的狀態，就會影響到臟腑功能，使得血脈運行、水液代謝失常，因而造成水濕停滯、積飲釀痰等，引起疾病。《黃帝內經．靈樞．刺節真邪》說：喜怒不時，津液內溢。所以，我在為患者診病時常會告訴他們：「不生氣，病就好了一半。」很多人只知道關心身體上的病痛，而甚少關心自己的心情，或者說根本意識不到自己的情緒問題。有個胃病患者來看病，我跟她說：「你平時要注意調節自己的情緒，保持心情的愉悅。」病人點了點頭，繼續問我：「醫生，那我該注意點什麼？」我說，剛才已經告訴妳了，心情要好，盡量少生氣。

情緒好不好，和臟腑健康正相關

像這個病人一樣，很多人對於情緒上的醫囑，只是隨便聽聽，沒有去思考一個好心情對身體康復的重要作用。他們覺得生氣、難過、鬱悶都是自然的情緒反應，沒必要去糾正。確實，人活著有高興就會有傷心，不可避免地會有一些負面情緒，一時的情緒問題不會有太多影響，但若是刺激過度，持續時間過長，超出了臟腑正常生理功能的調節範圍，就會「怒傷肝」、「喜傷心」、「思傷脾」、「憂傷肺」、「恐傷腎」。

二〇〇八年的時候，我診治過一個呃逆的女病人。呃逆也就是打嗝，平時我們吃飯太快，或吹涼風了，容易打嗝，一般過會兒自己就好了。但這個病人的呃逆反反覆覆已有兩年之久，嚴重影響到睡眠。她跟我說，過去兩年也看過幾次醫生，吃藥後症狀有改善，但只要稍微一停藥，就又開始打嗝了。

我問她：「你平時心情怎麼樣啊？」她說：「我和街坊鄰居關係還好，但是一看到家人，尤其是我先生，我就覺得心裡煩。所以，我總跟先生吵架，生氣後就會打嗝，吃不了飯。」這個病人還有高血壓，所以她在生氣的時候不僅僅是打嗝，還會出現頭暈、頭重的症狀。平時她飯後還常泛酸，睡眠也不好。我在為她調理身體的時候，也講了很多情志調理的道理。

我跟她說：「呃逆和你生氣有很大關係，你看你一急躁就打嗝，血壓就高，這就是拿別人的錯誤懲罰自己。所以，你要多看看自己的問題，也要從情緒上調理一下。」

病人點了點頭：「我原以為生病就是找醫生治，自己幫不上什麼忙，只要吃藥就行，沒想到還要管自己的心情。」

當然，讓病人別生氣，不是說讓她把氣憋住，而是去修養身心，開闊心胸。這樣在面對人生不如意時，自己能用更寬廣的心胸去包容。就這樣，我慢慢地引導她，建議她讀一些中國傳統文化的書籍，修養身心，調節情志。之後，大概過了半年，她呃逆的症狀才算有效緩解。

人的情志問題和很多疾病都有關係，像胃炎、胃潰瘍、高血壓、冠心病，甚至肝病等，所以我一直強調養心。也許，你現在一時很難做到，但至少腦子裡要有這個意識，能時刻提醒自己也是好的。

柔和的音樂，怡情養性好養生

有句話說：看花解悶，聽曲消愁，勝於服藥矣。音樂可以怡情志，當我們心情不好了，可以聽一些舒緩輕快的音樂。我平時愛看京劇，也愛聽中國的傳統音樂，例如《小放牛》《百鳥朝鳳》，以及《劉三姐對歌》等歡快愉悅的歌曲，這些能讓人心情變好。

曾經有個患者來求診，說自己常常覺得焦慮。我問他做什麼工作，他說從事是音樂的。我和他開玩笑說，音樂可以放鬆人的心情，咱們國內做音樂的人可都是長壽的啊。他說，不是啊，在國外像莫札特、舒曼、舒伯特等很有名的音樂家活得都很短，三、四十歲就去世了。我告訴他，可以平時多研究一下中國的傳統音樂。西方的很多打擊樂節奏緊張，不利於舒展人的情志。當然，若是有一些柔和、優美的音樂多聽聽也很好。

古代將音樂分為五種不同的音階：角、徵、宮、商、羽，並把五音歸屬於五行，將其分別與五臟對應。透過五音、五行、五臟的內在聯繫，我們可以選擇相應的音樂調理情志，強健身體。比如，宮調的音樂聽起來悠揚諧和，可助脾健運，所以食慾不好的人可以常聽。我們還可以根據不同的季節選擇音樂，如春天木氣旺盛，這時候就可以選用屬木的角調音樂來養肝。

音五行與五臟的關係表

五音	角	徵	宮	商	羽
五行	木	火	土	金	水
五臟	肝	心	脾	肺	腎
音樂類型	流暢輕盈	輕快或氣勢磅礡	莊重典雅	堅實略悲傷	柔和溫婉
推薦音樂	《江南好》 《春之聲圓舞曲》 《藍色多瑙河》	《喜洋洋》 《步步高》 《春節序曲》 《喜相逢》	《春江花月夜》 《月光奏鳴曲》	《走西口》 《將軍令》 《十五的月亮》	《梁祝》 《二泉映月》

哼唱六字訣，動口就能得健康

我平時愛聽傳統音樂陶冶情志，我的老伴則喜歡自己哼唱一些小曲，這其中，「六字訣」就是她每天堅持哼唱的歌訣。六字訣的歌詞很簡單，顧名思義，只有「噓、呵、呼、呬、吹、嘻」六個字音。別看只是六個字，功效可不一般。

六字訣是我國古代流傳下來的一種吐納養生方法，最早見於梁代陶延弘的《養性延命錄》中。透過練習不同的發音口型，借助唇齒喉舌的不同用力，可以牽動五臟六腑經絡氣血的運行。這其中，噓字功可以平肝氣，呵字功補心氣，呼字功培脾氣，呬字

六字訣與臟腑的對應表

六字訣	噓	呵	呼	口四	吹	嘻
發音	xū	kē	hū	s	chu	x
臟腑	肝	心	脾	肺	腎	三焦

功補肺氣，吹字功補腎氣，嘻字功理三焦。二〇〇三年，中國國家體育總局還將六字訣作為健身氣功向全國推廣。

我這裡說的六字訣和六字訣氣功不太一樣，更為簡單一些。老年人腿力不行，可以選擇坐姿，吸氣時就跟平時一樣，不用特別在意，呼氣時口型則變為噓、呵、呼、口四、吹、嘻，可輕輕地發音或者直接吹出來不發聲。

⑤ 亂吃藥，小心吃出濕邪病

有些中醫動不動就清熱解毒、滋陰降火，卻不知僵化的思維、盲目使用寒性藥物，容易使病人的身體雪上加霜。

有些人一遇到口腔潰瘍、便秘、痤瘡等症，就認為自己是「上火」了，該吃點「牛黃解毒丸」之類的清熱之藥。還有些中醫也是動不動就清熱解毒、滋陰降火，殊不知這樣僵化的思維，不辨證分析，盲目使用寒性藥物，容易使病人的身體雪上加霜。

譬如一個人原本是濕熱引起的上火，濕在外，熱在裡，只有先去掉外面的濕，才能清掉裡面的熱。如果你只看到有熱證，就用了一些寒涼之藥，隔著濕邪攻打熱，你是攻不到的。清火解毒的藥吃多了還會增加寒涼之性，脾胃承受不住，更影響到水濕的運化。

點滴別亂打，身體沒好反致病

在診間我還經常見到一些因為輸液（打點滴）導致的濕病，這些人雖然有胸悶、心悸、便溏、舌體胖大等感受濕邪的症狀，但是問診後並無感受外濕的途徑，也無濕濁中阻的症狀。很多人往往是之前因為感冒後輸液，幾天後就出現了頭暈、胸悶的症狀。現在的人動不動就輸液，這也是造成人體水濕過多的一個原因。

我遇到過這樣一個病例：一九九二年時，有個四十八歲的女士因為膽結石做了膽囊摘除手術，手術前她的各種生化檢查都顯示正常。但是，在手術後的第二天，她就開始發熱，當時醫生給她打入了大量抗感染藥和補液，每天輸液量三千五百至四千毫升。沒想到，她的體溫非但沒降反而上升了，同時還出現了噁心、嘔吐、便溏、尿少短赤等。醫生緊跟著就加大了藥量，病人的體溫竟上升到攝氏39.8度，而且還增加了腹瀉的症狀，每天高達十幾次。之後，經過檢查，發現她胸腔、膽囊、腹腔均有積液，白血球很低。患者的病情越來越嚴重，連吃飯都變得很困難，醫院因其造血功能障礙、胸水、腹水、腹腔感染向家屬發出了病危通知，並且建議做第二次手術。

家屬不同意手術，後來邀請我會診。當時患者已經持續高熱二十天，面色萎黃憔悴，喘氣急促，腹脹大如鼓，全身水腫，尤其是下肢。她舌質淡，舌苔白厚膩，脈沉細而數。

這是明顯的「脾腎陽虛」之證。導致這一結果的原因固然和患者本身「肝鬱脾虛、腎虛氣不足」的體質有關，但直接原因卻是消炎藥物的長期不當使用，脾腎陽氣因此受到損傷，失其溫化之職，不能分清泌濁，以致水濕四處泛濫，引起胸、腹、肢體的全身水腫。濕性趨下，所以下肢水腫比較嚴重。

根據辨證，我給她開了六劑清熱利濕、化濁消腫的藥物。二診時，她的諸多症狀明顯減輕，尿量大增，體溫也降至攝氏37.4度，每餐飯能進食50克食物。之後，我又幫她調養了十餘天，她的體溫逐漸恢復正常，全身腫脹也消除。

不當進補，身體越補越虛

這個病讓我們感受到中醫神奇之餘，也不得不思考現代醫療上的治病手法。當然，我們不否認「輸液」是臨床醫學搶救危急患者的重要手段，但在進行輸液的過程中，醫生務必要關注用量適度，以免因此影響人體內水液的正常代謝，造成積液和水腫。病人在輸液期間，如果身體不受限制，也要適當活動或走動一下。

另外，還有一種人是亂吃補藥引起的濕邪。有的人覺得身體乏力、沉重，提不起精神，認為自己身體太虛了，於是就去服用一些補藥。其實這些症狀也可能是濕邪引起的，而補藥都不好消化，結果越補越膩，這些補品都變成了體內的濕邪。

⑥夏季保健，食衣住行多思量

高溫高濕的氣候，讓人忍不住想吃點涼的，但若不衡量身體狀況，就容易病從口入，其他生活方面也要多留意。

人體永遠擺脫不了天地自然界的影響，我們每天都會接觸到大自然，這就難免會因為受到六淫之邪（風、寒、暑、濕、燥、火）而生病。

六淫致病有鮮明的季節性，例如：春季屬木，六氣中風屬木，所以春季的時候多風病。夏季的氣候有什麼特點？大家都知道，熱！很多人說，夏天熱到恨不得天天泡在泳池裡。除了熱之外，還有一個特點，那就是濕。尤其是在盛夏時節，雨水比較多的時候，溫度高、濕度大，桑拿天（像三溫暖的天氣）就是這種高溫高濕氣候的典型。

天氣一熱，人就想吃點涼的、冷的，給自己降降溫，許多人就因此吃出毛病。原來我有個老病人，姓陳，他本身體質虛寒，一到秋冬季節容易犯胃病。經過我幾年的調整，已經大有改善。某年的夏天，他和家人去揚州旅遊，因為南方天氣非常熱，他就要了一份當地特色美食綠豆沙，一邊喝著綠豆沙，一邊在店裡看著球賽。不知不覺，一份綠豆沙就喝完了。白天逛街時他倒沒覺得有什麼不舒服，沒想到晚上回了飯店，就開始腹瀉，光一個小時就腹瀉了六次。

俗話說「好漢架不住三泡稀」，他很害怕，就趕緊打電話給我，想問問買點什麼藥好。因為患者本身就有「腎陽虛」的症狀，加上過食了寒涼的綠豆沙，於是我請他買「藿香正氣水」和「附子理中丸」。**「藿香正氣水」我們前面提過，它就是專門治療寒濕引起的腹瀉、嘔吐等症。但是，如果病人身體過於虛寒，又出現了寒濕吐瀉，藿香正氣水的藥力就有點不夠，需要增加「附子理中丸」來幫助通陽氣、止瀉。**吃了後，效果不錯，過了不到兩個小時，他的腹瀉就止住了。

綠豆本是個好東西，在夏天適當吃點能夠清熱解暑。但是陳先生喝的綠豆沙是冰涼的，而且喝得過多，這樣就傷了脾陽，導致脾虛，無法運化水濕，排不出的水濕最後直接來了個一次性的大爆發。

在暑熱的季節，人本身就有一種嗜好涼物的需求，但是在吃的時候，一定要適量。對於那些本身就陽氣不足的人，更是要儘量避免這種損傷陽氣的行為。

我們在夏天想要「祛濕熱、養脾土」，生活上要注意以下幾方面：

濕衣別自乾，出汗要擦乾

夏季衣物的選擇上，宜選擇棉麻絲類的織物，少穿化纖品類的服裝，以免大量出汗時不能及時散熱。在出汗、淋雨後，還要及時換掉濕衣，千萬別想用身體將濕衣「烘乾」，因為出汗時身體上的毛孔是張開的，如果繼續穿著濕衣服，容易令濕邪入裡，嚴重的可能會引起濕疹等皮膚病或是引起風濕痹證。

很多年輕的女孩子在夏天喜歡穿露臍裝或低腰褲，這樣的穿著雖然看似時尚，卻容易讓腹部受涼。對於女性而言，重要的器官大多集中在腹部，帶脈、任脈、沖脈等經脈也在肚臍附近，如果風寒入侵則會誘發經痛等婦科疾病。

腳部也不要貪涼，人的腳底是陰氣匯聚之地，腳心容易受涼受濕。平時健康的人，光著腳或穿著涼鞋可能沒什麼，但若本身已經是亞健康的族群，如女性有經痛或婦科疾病，這時候就一定要注意腳底的保暖。老年人一般陽氣轉弱，在夏天尤其要注意雙腳的保暖，我在夏季晚上睡覺時，會穿上一雙襪子保護腳部。另外，也要注意保持腳部的乾燥，可以選擇透氣性好的棉麻鞋底，這樣出汗後能及時吸汗。不建議在夏天穿硬塑膠等鞋底不透氣的鞋，如果腳部出汗後，鞋底沒有吸收，長時間腳部濕漉漉的，很容易讓濕邪侵犯，引起疾病。

飲食少生冷，綠豆薏苡仁可除濕

飲食上除了上面提到的避免過食生冷之物，平時可以適當食用燥濕利濕之品，如：薏苡仁、山藥、白扁豆、冬瓜、綠豆等。**三伏天之後，可以在早晨吃點薑絲炒蛋，有「升陽健脾」的功效**。對於健康的人群而言，可以適當在夏天煮點綠豆薏苡仁粥。體內濕氣大，沒有胃口，飯後不消化的族群，則可以在夏天吃點「三仁粥」。

綠豆薏苡仁粥的做法

【材料】綠豆三十克，薏苡人二十克，陳皮一至二片。

【做法】將水燒開，將綠豆和薏苡仁放入，煮至綠豆脫皮後熄火燜一個小時；之後加入撕碎的陳皮、冰糖，改成小火燜煮，直到綠豆變沙，薏苡仁變軟。

【用法】喝湯，吃薏苡仁、綠豆。

【功效】開胃、袪濕、化痰，對於體質偏痰濕的人也有好處。

人體在夏天出汗較多，應當注意適當補充水分，易出汗的人可以在下午喝點西洋參茶，以益氣養陰、生津止渴。或者，可以到在中藥房買點「生脈飲」。「生脈飲」能幫助收斂汗液，避免陽氣過度消耗，還能補益已經消耗的陽氣。

冷氣溫度別太低，小心關節痠

現在家家戶戶都有冷氣，夏季因為吹冷氣引發的寒濕病也越來越多。之前有個病人，熬夜看球賽，吹了一晚上冷氣，又喝了點小酒，結果到了第二天，他發現自己的肩頸出現了嚴重的痠痛，甚至都不能轉動。臨床上，夏季因為關節肌肉痠痛就診的患者，超過半數人是吹冷氣、風扇不當引起的。我們的皮膚在夏季多裸露在外，冷氣或風扇帶來的風寒、濕氣，容易透過皮膚侵入身體，當這些邪氣累積到一定程度，關節和肌肉就會出現疼痛痠脹的症狀。

所以，夏季冷氣的溫度不宜設定得過低，攝氏26度左右是人體感到比較舒適的溫度。

室內外的溫差不要太大，比如：外面溫度到了攝氏37度，結果一進屋就變成了攝氏18度，這樣體內本來是熱的，需要散發出來，結果冷風一吹，散發不出去就全閉塞在裡面了。尤其是對於那些患有高血壓、動脈硬化的中老年人，更要注意這一點。

夏季，大家還要注意睡涼蓆的問題。最好選擇能吸汗、透氣性好的涼蓆，現在很多涼蓆雖然睡起來涼快，像是竹蓆、玉石的涼蓆，但是不吸汗。這樣，當我們出汗後，汗液就會夾在皮膚和涼蓆之間，這些濕邪之氣容易透過開放的毛孔進入人體。如果你家的涼蓆是這樣的，不妨在涼蓆上再鋪一層棉布床單，幫助吸汗。

外出要防曬，香囊可化濕

日常在外，儘量避免在烈日下行走，以免中暑。如果必須外出，一定要做好防護工作；例如，撐傘、戴帽、塗抹防曬乳等。在天氣悶熱的時候，還可以隨身帶個芳香化濕的小香囊。中國傳統的香囊多是用綢布製成，內裡裝有雄黃、薰草、艾葉等香料。芳香類的藥物有化濕的作用，聞一聞可以讓人神清氣爽。香囊製作起來也很簡單，先縫製一個香囊袋，買成品也可以，然後往袋子裡放一半的艾絨，再放入適量的白芷、佩蘭、薄荷等藥物，密封紮緊袋口即可。

後記

最近幾十年來，隨著生活水準的提高，人們在享受現代科技帶來便捷的同時，也因為一些不良的生活習慣傷到了脾胃，以至於外濕傷人的發病率非但未降，而內濕傷人的發病率卻有上升之勢。

這種情況引起了我和學生們的極大關注，在歷經二十餘年的艱苦研究後，我們提出「濕邪不獨南方，北方亦多濕病」、「百病皆由濕作祟」的新論點，並主編了中國第一部中醫濕病專著《中醫濕病證治學》。不過，這本書是針對醫師的參考書，對於一般讀者而言，未免有些艱澀難懂。而濕病在大眾之中又是如此常見，如果每個人都能了解到「濕邪」的危害，懂得一些祛濕的方法，就能緩解一些小病，同時又能發揮預防大病的作用。正是如此，我們編寫了這本《除身體的濕》。

中醫最講究辨證，祛濕也不是一方一法就能解決的。如果你體內濕氣很重了，最好還是找專業的醫生來判斷，醫生會根據濕邪侵犯的途徑、感邪的深淺、病性的寒熱等分別採取不同的方法，例如：芳香化濕、苦溫燥濕、淡滲利濕等。本書裡所提到的方劑只是針對患者的個案，大家可以參考，但萬不可照方使用，只有辨證清楚了，藥物才能達到應有的療效。

希望這本書能為你和你的家庭帶來一點點幫助！

《除身體的濕》

趕走脾胃病、皮膚病、慢性病、三高病

作　　者　路志正
封面設計　比比司設計工作室
內頁設計　周亞萱
特約文編　羅煥耿
總 編 輯　黃文慧
社　　長　郭重興
發行人兼出版總監　曾大福
出 版 者　奇点出版 / 遠足文化事業股份有限公司
發　　行　遠足文化事業股份有限公司
231 新北市新店市民權路 108-2 號 9 樓
電話 (02)2218-1417　傳真 (02)8667-1891
劃撥帳號 19504465　戶名 遠足文化事業股份有限公司
客服專線　0800-221-029
E-MAIL　service@bookrep.com.tw
網　　站　http://www.bookrep.com.tw/
印　　製　前進彩藝有限公司　電話：(02)2225-0085
法律顧問　華洋法律事務所　蘇文生律師
定　　價　330 元
初版 1 刷　2017 年 7 月
初版 36 刷　2019 年 10 月

缺頁或裝訂錯誤請寄回本社更換。
歡迎團體訂購，另有優惠，請洽業務部 (02)2218-1417#1121、1124

國家圖書館出版品預行編目 (CIP) 資料

除身體的濕 / 路志正著 . --
初版 . -- 新北市 : 奇点出版 : 遠足文化發行,
2017.07　面；　公分
ISBN 978-986-94483-2-1(平裝)
1. 中醫 2. 養生 3. 健康法

413.21　　106008230